妇产科临床诊治与进展

王知君　段婧　王传静　袁东　刘美香　董艳双　主编

吉林科学技术出版社

图书在版编目（CIP）数据

妇产科临床诊治与进展 / 王知君等主编. -- 长春：
吉林科学技术出版社，2024.5
ISBN 978-7-5744-1364-1

Ⅰ．①妇… Ⅱ．①王… Ⅲ．①妇产科病－诊疗 Ⅳ.
①R71
中国国家版本馆 CIP 数据核字(2024)第 099193 号

妇产科临床诊治与进展
FuChanKe LinChuang ZhenZhi Yu JinZhan

主　　编　王知君 段婧 王传静 袁东 刘美香 董艳双
出 版 人　宛　霞
责任编辑　钟金女
封面设计　王丽娇
制　　版　王丽娇
幅面尺寸　185mm×260mm
开　　本　16
字　　数　150 千字
印　　张　9.75
印　　数　1-1500 册
版　　次　2024 年 5 月第 1 版
印　　次　2024 年 12 月第 1 次印刷

出　　版　吉林科学技术出版社
发　　行　吉林科学技术出版社
地　　址　长春市南关区福祉大路 5788 号出版大厦 A 座
邮　　编　130118
发行部电话/传真　0431—81629529　　81629530　　81629531
　　　　　　　　　　　　81629532　　81629533　　81629534
储运部电话　0431-86059116
编辑部电话　0431-81629510
印　　刷　三河市嵩川印刷有限公司

书　　号　ISBN 978-7-5744-1364-1
定　　价　60.00 元

《妇产科临床诊治与进展》

编委会

主　编

王知君　（弋阳县中医院）

段　婧　（枣庄市妇幼保健院）

王传静　（滕州市级索中心卫生院）

袁　东　（山东省青州市人民医院）

刘美香　（山东省潍坊市青州市立医院）

董艳双　（天津市第四中心医院）

副主编

林昌玉　（海南省儋州市人民医院）

赵红霞　（天津市第四中心医院）

刘　玲　（江西省大余县妇幼保健院）

李瑞萍　（吉林医药学院附属医院）

前　言

随着科学技术的不断提高，医学科学也进入了一个飞速发展的时代，妇产科疾病的临床诊疗技术也有了日新月异的变化。近年来，女性健康与妇产科疾病的防治问题引起社会广泛重视，保护女性健康、防治妇产科疾病已成为医学上重要任务。本书全面、系统地阐述了与妇产科相关的基本理论和临床知识，重点介绍了妇科、产科各种常见疾病的病因、诊断和治疗。本书内容简明实用，重点突出，并兼顾知识的系统性及完整性，可供各级妇产科医师参考阅读。

目　录

第一章　女性生殖系统炎症

第一节　外阴炎症

外阴部的皮肤或黏膜发炎称为外阴炎，分急性、慢性两种。由于解剖的特点，外阴部与尿道、阴道、肛门邻近，行动时受大腿摩擦，故外阴部是皮肤各种炎症的好发部位。

一、病因

（一）阴道分泌物刺激

由于种种原因阴道分泌物增多及月经垫刺激。

（二）其他刺激因素

糖尿病患者尿液直接刺激；尿瘘患者长期受尿液浸渍；粪瘘患者受粪便刺激。

（三）混合性感染

由于外阴皮肤不洁或其他原因刺激，常引起混合性感染，致病菌为葡萄球菌、链球菌、大肠杆菌等。

二、诊断

（一）临床表现

1.症状

外阴皮肤瘙痒、疼痛和烧灼感，于活动、性交、排尿时加重。

2.体征

炎症多发生于小阴唇内侧、外侧，急性期外阴肿胀、充血、糜烂，有时形成溃疡或湿疹。严重者腹股沟淋巴结肿大、压痛，体温可升高。糖尿病性外阴炎患者外阴皮肤发红、变厚，呈棕色，有抓痕，常并发白假丝酵母菌感染。慢性炎症时皮肤增厚，甚至破裂。

（二）实验室检查

检查分泌物有无特殊感染，如假丝酵母菌、滴虫、阿米巴等。必要时检查尿糖及分泌物细菌培养。

（三）鉴别诊断

1.假丝酵母菌性外阴炎

外阴奇痒，灼热感，严重时患者坐卧不安，伴有尿频、尿痛及性交痛等；伴发假丝酵母菌性外阴炎时，阴道分泌物增多，呈白色凝乳状或豆渣样，外阴皮肤红肿，严重时发生溃疡。阴道分泌物涂片检查到假丝酵母菌，可明确诊断。

2.滴虫性外阴炎

症状与假丝酵母菌性外阴炎相似，滴虫性外阴炎皮肤改变不明显。阴道分泌物为黄色或稀薄泡沫状，阴道分泌物涂片检查找到阴道毛滴虫可明确诊断。

3.急性炎症的湿疹样改变

应与外阴的佩吉特病鉴别，慢性炎症应与慢性外阴营养不良鉴别。

三、治疗

（1）注意个人卫生，勤换内裤，保持外阴清洁、干燥。

（2）积极寻找病因，若发现糖尿病应及时治疗糖尿病，若有尿瘘、粪瘘应及时行修补术。

（3）药物治疗：①0.1%聚维酮碘或 1∶5000 高锰酸钾溶液坐浴，每天 2 次，每次 15～30min。也可选用其他具有抗菌消炎作用的药物外用。坐浴后涂抗生素软膏或紫草油。急性期还可选用红外线局部物理治疗。②中药：无论急慢性期，可用清热利湿、解热止痒中药内服或熏洗。

四、预防

注意个人卫生，穿纯棉内裤并经常更换，保持外阴清洁、干燥。

第二节 前庭大腺炎

前庭大腺位于两侧大阴唇后 1/3 深处，腺管开口于处女膜与小阴唇之间。因解剖部位的特点，在性交、分娩等情况污染外阴部时，病原体容易侵入而引起前庭大腺炎。主要病原体为葡萄球菌、大肠杆菌、链球菌、肠球菌等，随着性传播疾病发病率的增加，淋病奈瑟菌及沙眼衣原体已成为最常见的病原体。急性炎症发作时，病原体首先侵犯腺管，呈急性化脓性炎症变化，腺管开口往往因肿胀或渗出物凝聚而阻塞，致脓液不能外流，积存而形成前庭大腺脓肿。

一、病因

（一）现病史

（1）炎症多发生于一侧。初起时局部肿胀、疼痛、灼热感，行走不便，有时会致大小便困难。

（2）检查见局部皮肤红肿、发热、压痛明显。若为淋病奈瑟菌感染，挤压局部可流出稀薄、淡黄色脓汁。

（3）有脓肿形成时，可触及波动感，脓肿直径可达 5～60mm，患者常出现发热等全身症状。当脓肿内压力增大时，表面皮肤变薄，脓肿可自行破溃。若破孔大，可自行引流，炎症较快消退而痊愈；若破孔小，引流不畅，则炎症持续不消退，并可反复急性发作。

（4）严重时同侧腹股沟淋巴结可肿大。

（二）过去史

由于前庭大腺位置特殊，一般与其他疾病无明显关系，因此通常无慢性病史以及相关手术史。

（三）个人史

本病的发生与个人卫生有密切关系，需要了解患者是否经常换内裤、穿纯棉内裤，是否注意保持外阴清洁、干燥。

二、体格检查

发病常为单侧性，大阴唇下 1/3 处有硬块，表面红肿，压痛明显；当脓肿形成时，肿块迅速增大，有波动感，触痛明显；当脓肿增大，表皮变薄时可自行破溃，流出脓液，同侧腹股沟淋巴结肿大；若为双侧脓肿，淋球菌感染可能性大。

三、辅助检查

（1）脓液涂片检查白细胞内找到革兰阴性双球菌，即可诊断为淋球菌性前庭大腺炎。

（2）脓液细菌培养根据培养所得细菌及药敏试验决定下一步治疗。

四、诊断

（一）诊断要点

1.病史

一侧大阴唇局部有肿胀、疼痛、灼热感，行走不便，有时会因疼痛而导致大小便困难。

2.临床表现

检查见局部皮肤红肿、发热、压痛明显，脓肿形成时有明显的波动感。前庭大腺开口处充血，可有脓性分泌物。

3.辅助检查

本病主要依靠临床症状和体征来作出诊断。在前庭大腺开口处或破溃处取脓液进行涂片检查、细菌培养和药敏试验，可便于指导临床用药。

（二）鉴别诊断

1.尿道旁腺炎

尿道旁腺炎位置比较高，很少位于小阴唇的下方。

2.腹股沟疝

嘱患者咳嗽，会感觉到肿块冲动，挤压局部时，肿块可消失，有时候肿块可突然增大，叩之呈鼓音。

3.外阴疖

一般在皮肤的表面较小，质硬，无脓液形成。

4.外阴血肿

一般有明确的创伤史，血肿在短时间内迅速形成，疼痛不如脓肿明显，也无腹股沟淋巴结的肿大。

五、治疗

（一）一般治疗

急性炎症发作时须卧床休息。注意外阴部清洁，可用 1：5000 高锰酸钾坐浴，其他溶液如肤阴洁、肤阴泰、皮肤康洗剂等也可选用。

（二）药物治疗

对前庭大腺炎可以使用全身性抗生素，治疗时应根据病原体选用抗生素。常用青霉素 80 万单位/次肌内注射（皮试阴性后用），2 次/天，连用 3～5d。或青霉素 800 万单位/次、甲硝唑 1g/次静脉滴注，1 次/d，连用 3～5d。对青霉素过敏者，可选用林可霉素、克林霉素等其他抗生素。

（三）手术治疗

脓肿形成后，在应用抗生素同时，进行外科手术治疗。

1.脓肿切开引流术

选择大阴唇内侧波动感明显部位，切口要够大，使脓液能全部彻底排出。为防止粘连，局部填塞粘附纱条。3d 后高锰酸钾液坐浴。

2.囊肿剥除术

此法适用于炎症反复发作、治疗效果不好及较大年龄患者。单纯使用抗生素是无效的，此类患者须切开引流并做造瘘术。

六、注意事项

（1）有时急性外阴炎表现为大小阴唇充血、肿胀，易与前庭大腺炎混淆。诊断时应注意病史及分泌物培养结果，根据肿块的部位、外形加以分辨。

（2）少数肛门周围疾病由于位置比较高，也可以表现为类似前庭大腺炎的症状，因此要注意检查以除外肛周疾病。

（3）术后保持外阴清洁，每日以 1：5000 高锰酸钾坐浴，也可用肤阴洁、肤阴泰等洗液坐浴。每周随访 1 次，共 4～6 次，每次都应用血管钳探查囊腔，以保持通畅。

（4）对于多次反复感染的病例，最好取脓液做细菌培养加药敏试验，在切开排脓的同时应用抗生素，可以选用甲硝唑口服，0.2g/次，3 次/d，不要局部使用抗生素，以免发生耐药性。

（5）前庭大腺脓肿在形成过程中疼痛非常剧烈，患者往往难以行走，坐卧不宁，在脓肿未形成时，应以消炎治疗为主，医生应当注意告知患者疾病的情况，使其配合治疗。

第三节　滴虫性阴道炎

一、病因

滴虫性阴道炎是常见的阴道炎，由阴道毛滴虫所引起。滴虫呈梨形，后端尖，约为多核白细胞的 2～3 倍大小。虫体顶端有 4 根鞭毛，体部有波动膜，后端有轴柱凸出。活的滴虫透明无色，呈水滴状，诸鞭毛随波动膜的波动而摆动。滴虫的生活史简单，只有滋养体而无包囊期，滋养体生活力较强，能在 3℃～5℃生存两日；在 46℃时生存 20～60 分钟；在半干燥环境中约生存 10d 时间；在普通肥皂水中也能生存 45～120 分钟。在 pH_5 以下或 7.5 以上的环境中则不生长，滴虫性阴道炎患者的阴道 pH 一般为 5.1～5.4。隐藏在腺体及阴道皱裂中的滴虫于月经前后，常得以繁殖，引起炎症的发作。它能消耗或吞噬阴道上皮细胞内的糖原，阻碍乳酸生成。滴虫不仅寄生于阴道，还常侵入尿道或尿道旁腺，甚至膀胱、肾盂以及男性的包皮褶皱、尿道或前列腺中。

二、传染方式

有两种传染途径：①直接传染：由性交传播。滴虫常寄生于男性生殖道，可无症状，或引起尿道炎、前列腺炎或附睾炎。多数滴虫性阴道炎患者的丈夫有生殖器的滴虫病，滴虫常见于精液内。②间接传染：通过各种浴具如浴池、浴盆、游泳池、衣物、污染的器械等传染。

三、临床表现

主要症状为白带增多。分泌物呈灰黄色、乳白色或黄白色稀薄液体，或为黄绿色脓性分泌物，常呈泡沫状，有腥臭。严重时，白带可混有血液。多数患者有外阴瘙痒、灼热、性交痛等。有尿道感染时，可有尿频、尿痛甚至血尿。约有半数带虫者无症状。

检查可见阴道及宫颈黏膜红肿，常有散在红色斑点或草莓状突起。后穹窿有多量液性或脓性泡沫状分泌物。带虫而无症状者，阴道黏膜可无异常，但由于滴虫能消耗阴道内的糖原，改变阴道酸碱度，破坏防御机制而引起继发性细菌感染。妊娠期、月经期前后或产后，阴道 pH 增高，滴虫繁殖快，炎症易发作。

四、诊断

根据患者的病史、体征中特有的泡沫状分泌物，可以做出临床诊断。

五、辅助检查

阴道分泌物镜下检查找到滴虫，即可确诊。常用的检查方法是悬滴法：加一小滴生理盐水于玻片上，取少许阴道后穹窿处的分泌物，混于温盐水中，即可在低倍镜下找滴虫。滴虫离体过久，或标本已冷却，则滴虫活动差或不动，将影响对滴虫的识别。或用棉签蘸取阴道分泌物置于装有 2mL 温生理盐水的小瓶中混匀，再取一小滴涂在玻片上检验。此项检查应在双合诊前进行，检查前不做阴道灌洗或局部用药，前 24～48h 避免性生活。临床疑有滴虫性阴道炎而多次悬滴法未发现滴虫时，可作滴虫培养。

六、预防

加强卫生宣传，消灭传染源，开展普查普治。发现滴虫性阴道炎患者或无症状的带虫者均应积极治疗。患者的配偶也应同时治疗。

切断传播途径，严格管理制度，禁止患者及带虫者进入游泳池，应废除公共浴池，提倡淋浴，废除出租游泳裤及浴巾，改坐式便所为蹲式。医疗单位要做好器械的消毒及隔离，防止交叉感染。

七、治疗

（一）全身用药

滴虫性阴道炎患者常伴发泌尿系统及肠道内滴虫感染，又因滴虫不仅寄存于阴道黏膜的皱褶内，还可以深藏于宫颈腺体中以及泌尿道下段，单纯局部用药不易彻底消灭滴虫，应结合全身用药获得根治。灭滴灵为高效口服杀滴虫药物，口服每次 200mg，每日 3 次，连用 7 天。治疗后查滴虫转阴时，应于下次月经后继续治疗一疗程，以巩固疗效，配偶应同时治疗。近年来，有人主张用大剂量灭滴灵，口服 2g/次，与 7 日法有相同疗效，较 7 日法方便、价廉。一次大剂量治疗无效者，可改用 0.5～1g，2 次/日连用 7 日。未婚妇女阴道用药困难，口服灭滴灵即可。服灭滴灵，特别是大剂量一次用药后，个别病例可发生恶心、呕吐、眩晕及头痛等。早孕期服用，有导致胎儿畸形的可能，故在妊娠 20 周以前，应以局部治疗为主，不建议口服灭滴灵。

（二）局部治疗

（1）1∶5000 高锰酸钾溶液冲洗阴道或坐浴，每日 1 次。

（2）甲硝唑栓 500mg/次，每晚 1 次，塞阴道深部，10 日为一疗程；或甲硝唑阴道泡腾片 200g/次，每晚 1 次塞阴道深部，7～10 日为一疗程。

八、预防与随访

（1）治疗结束后，于下次月经干净后复查，如阴性，再巩固 1～2 疗程，方法同前。经 3 次月经后复查滴虫均为阴性者方为治愈。

（2）滴虫可通过性交直接传染，故夫妇双方应同时服药，治疗期间应避免性生活或采用阴茎套。

（3）注意防止厕所、盆具、浴室、衣物等交叉感染。

第四节　念珠菌性阴道炎

一、病因

念珠菌性阴道炎是一种常见的阴道炎，习称霉菌性阴道炎，发病率仅次于滴虫性阴道炎。约80%～90%是由白念珠菌感染引起的，10%～20%为其他念珠菌及球拟酵母属感染，在治疗无效或经常复发的患者中，常可分离出这一类霉菌。最适于霉菌繁殖的阴道pH为5.5。在10%～20%的正常妇女阴道中可能有少量白念珠菌，但不引起症状，仅在机体抵抗力降低，念珠菌达到相当量时才致病。因此，机体细胞免疫力低下，如应用免疫抑制剂药物的患者易患霉菌性阴道炎。阴道上皮细胞糖原增多，酸性增强时，霉菌繁殖迅速引起炎症，霉菌性阴道炎、糖尿病及接受雌激素治疗的患者。孕妇肾脏的糖阈降低，尿糖含量增高，也使霉菌加速繁殖。广谱抗生素及肾上腺皮质激素的长期应用，可使机体的菌种菌群发生紊乱，导致霉菌生长。严重的传染性疾病、其他消耗性疾病以及复合维生素B的缺乏，均为念珠菌生长繁殖的有利条件。

念珠菌可存在于人的口腔、肠道及阴道黏膜上，这三个部位的念珠菌可互相感染，当局部环境条件适合时易发病。

二、临床表现

主要表现为外阴、阴道炎。常见症状有白带增多及外阴、阴道瘙痒，可伴有外阴、阴道灼痛，排尿时尤为明显。还可有尿频、尿痛及性交痛。

典型的霉菌性阴道炎，白带黏稠，呈白色豆渣样或凝乳样。有时白带稀薄，含有白色片状物或表现正常。

检查见小阴唇内侧及阴道黏膜附有白色片状薄膜，擦除后，可见整个阴道黏膜红肿，急性期还见受损的糜烂面或表浅溃疡。

三、诊断

典型的霉菌性阴道炎诊断并不困难，做阴道分泌物检查可证实诊断。一般采用悬滴法，直接取分泌物置于玻片上，加一小滴等渗氯化钠或10%氧化钾溶液，或涂片后革兰氏染色，显微镜下检查可找到芽孢和假菌丝。疑为霉菌性阴道炎，而多次检查阴性时，可做霉菌培养。对年老肥胖或顽固的病例，应查尿糖、血糖及糖耐量试验。详细询问有无应用大量雌激素或长期应用抗生素的病史，以寻找病因。

四、治疗

（一）一般处理

（1）2%～3%碳酸氢钠溶液冲洗外阴及阴道或坐浴，每日一次。

（2）有外阴瘙痒者，可选用达克宁霜、3%的克霉唑软膏或复方康纳乐霜涂外阴。

（3）如有糖尿病应积极治疗。

（二）抗真菌治疗

可酌情选用下列方案。

（1）患者每晚临睡前用 4%的苏打水洗净外阴，用一次性推注器将顺峰妇康安（克霉唑软膏）推入阴道深处（用药量 5g/次），连续用药 7 天为一疗程。

（2）制霉菌素阴道栓剂或片剂 10 万 U/栓或片，每晚 1 次塞入阴道深部，12 次为一疗程。

（3）硝酸咪康唑栓 0.2g/次，每晚 1 次塞阴道深部，10 日为一疗程。

（4）米可啶阴道泡腾片 10 万 U/次，每晚 1 次塞阴道深部，10 次为一疗程。

（5）0.5%～1%甲紫液涂阴道及宫颈，隔日一次，5 次为一疗程。

（6）单剂量口服氟康唑片 150mg/次。孕妇及哺乳期慎用。

（7）口服伊曲康唑（斯皮仁诺）片 200mg，每日 2 次，一日治疗。重症者 200mg/次，口服，每日一次，7 日为一疗程。孕妇及哺乳期不宜服用。

五、预防及随访

（1）治疗结束后，于下次月经干净后复查，如阴性再巩固 1～2 疗程，经 3 次月经后查真菌均为阴性者方为治愈。

（2）真菌性阴道炎可通过性交传染，治疗期间应避免性生活或采用阴茎套，夫妇双方应同时治疗。

（3）避免厕所、盆具、毛巾、浴室交叉感染。

（4）孕妇患真菌性阴道炎以局部用药为宜。

（5）长期用抗生素、皮质激素治疗者，需防真菌性阴道炎。

第五节　宫颈炎症

一、急性子宫颈炎

急性子宫颈炎（acute cervicitis）多见于不洁性交后，产后、剖宫产后引起的宫颈损伤，人工流产术时，一些宫颈手术时扩张宫颈的损伤或穿孔，以及诊断性刮宫时宫颈或宫体的损伤等，病原体进入损伤部位而发生的感染，如产褥感染，感染性流产等。此外，医务人员不慎在产道内遗留纱布，以及不适当地使用高浓度地酸性或碱性药液冲洗阴道等均可引起急性子宫颈炎。

（一）病原体

最常见的病原体为淋球菌及沙眼衣原体，淋球菌感染时 45%～60%常合并沙眼衣原体感染，其次为一般化脓菌，如葡萄球菌、链球菌、大肠杆菌以及滴虫、念珠菌、阿米巴原虫等。淋球菌及沙眼衣原体可累及子宫颈黏膜的腺体，沿黏膜表面扩散的浅层感染。其他病原体与淋球菌不同，侵入宫颈较深，可通过淋巴管引起急性盆腔结缔组织炎，致病情严重。

（二）病理

急性宫颈炎的病理变化可见宫颈红肿，颈管黏膜水肿，组织学表现可见血管充血，子宫颈黏膜及黏膜下组织、腺体周围见大量嗜中性粒细胞浸润，腺腔内见脓性分泌物，这种分泌物可由子宫口流出。

（三）临床表现

淋菌性宫颈炎和沙眼衣原体性宫颈炎主要侵犯宫颈管内黏膜腺体的柱状上皮，如直接向上蔓延则可导致上生殖道黏膜感染。一般化脓菌则侵入宫颈组织较深，并可沿两侧宫颈淋巴管向上蔓延导致盆腔结缔组织炎。淋菌性或一般化脓菌性宫颈炎表现为脓性或脓血性白带增多，下腹坠痛、腰背痛、性交疼痛和尿路刺激症状，体温可轻微升高。如感染沿宫颈淋巴管向周围扩散，则可引起宫颈上皮脱落，甚至形成溃疡。本病常与阴道炎症同时发生，也可同时发生急性子宫内膜炎。

妇科检查见宫颈充血、红肿，颈管黏膜水肿，宫颈黏膜外翻，宫颈触痛，脓性分泌物从宫颈管内流出，特别是淋菌性宫颈炎时，尿道、尿道旁腺、前庭大腺亦可同时感染而有脓液排出。沙眼衣原体性宫颈炎则症状不典型或无症状，有症状者表现为宫颈分泌物增多，点滴状出血或尿路刺激症状，妇科检查宫颈口可见黏液脓性分泌物。

（四）诊断

根据病史、症状及妇科检查，诊断急性宫颈炎并不困难，关键是确定病原体。疑为淋球菌感染时，应取宫颈管内分泌物作涂片检查（敏感性50%～70%）或细菌培养（敏感性80%～90%），对培养可疑的菌落，可采用单克隆抗体免疫荧光法检测。检测沙眼衣原体感染时，可取宫颈管分泌物涂片染色找细胞浆内包涵体，但敏感性不高，培养法技术要求高，费时长，难以推广，目前推荐的方法是直接免疫荧光法（DFA）或酶免疫法（EIA），敏感性在89%～98%。注意诊断时要考虑是否合并急性子宫内膜炎和盆腔炎。

（五）治疗

以全身治疗为主，抗生素选择、给药途径、剂量和疗程则根据病原体和病情严重程度决定。目前，淋菌性宫颈炎推荐的首选药物为头孢曲松，备用药物有大观霉素、青霉素、氧氟沙星、左氧氟沙星、依诺沙星等，治疗时需同时加服多西环素（强力霉素）。沙眼衣原体性宫颈炎推荐的首选药物为阿奇霉素或多西环素，备用药物有：米诺环素、氧氟沙星等。一般化脓菌感染最好根据药敏试验进行治疗。念珠菌和滴虫性宫颈炎参见阴道炎的治疗方法。急性宫颈炎的治疗应力求彻底，以免形成慢性宫颈炎。

二、慢性子宫颈炎

慢性子宫颈炎（chronic cervicitis）多由急性子宫颈炎转变而来，往往是急性宫颈炎治疗不彻底，病原体隐居于子宫颈黏膜内形成慢性炎症。急性宫颈炎容易转为慢性的原因主要由于宫颈黏膜皱褶较多，腺体呈葡萄状，病原体侵入腺体深处后极难根除，导致病程反复、迁延不愈所致。阴道分娩、流产或手术损伤宫颈后，继发感染亦可表现为慢性过程，此外不洁性生活、雌激素水平下降、阴道异物（如子宫托）均可引起慢性宫颈炎。其病原体一般为葡萄球菌、链球菌、沙眼衣原体、淋球菌、厌氧菌等。也有患者不表现急性症状，直接发生慢性宫颈炎。

（一）病理

慢性子宫颈炎表现为宫颈糜烂、宫颈息肉、宫颈黏膜炎、宫颈腺囊肿、宫颈肥大以及宫颈外翻。

1.宫颈糜烂

宫颈糜烂（cervical erosion）是慢性宫颈炎的一种形式，宫颈糜烂形成的原因有 3 种。

（1）先天性糜烂：指女性胎儿在生殖系统发育时受母体性激素影响，导致鳞、柱交界向外迁移，宫颈外口为柱状上皮覆盖。正常时新生儿出生后糜烂仅存在较短时间，当来自母体的雌激素水平下降后即逐渐自然消退，但亦有个别患者糜烂长期持续存在，先天性糜烂的宫颈形状往往是正常或稍大，不甚整齐，宫颈口多为裂开。

（2）后天性糜烂：指宫颈管内膜柱状上皮向阴道方向增生，超越宫颈外口所致的糜烂，仅发生于卵巢功能旺盛的妊娠期，产后可自行消退。患者虽诉白带增多，但为清澈的黏液，病理检查在柱状上皮下没有炎症细胞浸润，仅见少数淋巴细胞，后天性糜烂的宫颈往往偏大，宫颈口正常或横裂或为不整齐的破裂。糜烂面周围的境界与正常宫颈上皮的界限清楚，甚至可看到交界线呈现一道凹入的线沟，有的糜烂可见到毛细血管浮现在表面上，表现为局部慢性充血。

（3）炎症性糜烂：是慢性宫颈炎最常见的病理改变，宫颈阴道部的鳞状上皮被宫颈管柱状上皮所替代，其外表呈红色，所以不是真正的糜烂，故称假性糜烂，光镜下可见黏膜下有多核白细胞及淋巴细胞浸润，间质则有小圆形细胞和浆细胞浸润，黏膜下结缔组织的浅层为炎性细胞浸润的主要场所，宫颈的纤维组织增生。宫颈管黏膜也有增生，突出子宫颈口外形成息肉状。

根据糜烂表面可分为几种不同类型：①单纯型，此型糜烂面的表面系一片红色光滑面，糜烂较浅，有一层柱状上皮覆盖。②颗粒型，此型的糜烂面的组织增生，形成颗粒状。③乳头型，糜烂组织增生更明显，形成一团呈乳头状。

根据糜烂区所占宫颈的比例可分 3 度：①轻度糜烂，系糜烂面积占整个宫颈面积的 1/3 以内。②中度糜烂，系糜烂面积占宫颈的 1/3～2/3。③重度糜烂，系糜烂面积占宫颈的 2/3 以上。

此外，在幼女及未婚妇女有时见宫颈红色，细颗粒状，形似糜烂，但无炎症，是颈管柱状上皮外移，不应称为糜烂。

宫颈糜烂在其修复的过程中，柱状上皮下的基底细胞（储备细胞）增生，最后分化为鳞状上皮，邻近的鳞状上皮也可向糜烂面的柱状上皮生长，逐渐将腺上皮推移，最后完全由鳞状上皮覆盖而痊愈。糜烂的愈合呈片状分布，新生的鳞状上皮生长于炎性糜烂组织的基础上，故表层细胞极易脱落而变薄，稍受刺激又可恢复糜烂，因此愈合和炎症的扩展交替发生，不容易彻底治愈。这种过程是受到卵巢内分泌、感染、损伤及酸碱度的影响。两种上皮细胞在争夺中不断地增生、增殖，而起到不同的变化。

基底层细胞增生：系基底层与基底旁层形成一界限清楚的厚层，其中细胞浆明显嗜碱，细胞层次清楚，都是成熟的细胞。

储备细胞增生：是在宫颈部表面或腺体内的柱状上皮细胞与基底层之间有 1～2 层细胞增生，这些细胞为多角形或方形，细胞浆有空泡，并稍嗜碱，胞核较大，呈圆形或椭圆形，染色质分布均匀，很少核分裂，这些细胞系储备细胞增生，如储备细胞超过 3 层，则系储备细胞增殖。

鳞状上皮化生：在宫颈部常有鳞状上皮细胞的化生，也是储备细胞的增殖，细胞核成熟，细胞分化良好，细胞间桥形成，深层细胞排列与基底层成直角，而浅层细胞的排列则与表面平行。鳞状上皮化生可能是柱状上皮部分或全部被鳞状上皮所代替，从而形成不规则大小片，层次不清的上皮层，这一过程可在宫颈部上，也可在腺腔内发生。

分化良好的正常鳞状上皮细胞：化生前阶段的上皮细胞则形成波浪式和柱状的上皮细

胞团，伸入纤维组织，并可在宫颈管的腺体内看到。

2.宫颈息肉

由于炎症的长期刺激，使宫颈管局部黏膜增生，自基底层逐渐向宫颈外口部突出，形成一个或多个宫颈息肉（cervical polyp）。息肉色红，呈舌形，质软而脆，血管丰富易出血。蒂细长，长短不一，多附着于颈管外口或颈管壁内，直径 1cm 左右。镜下见息肉表面覆盖一层柱状上皮，中心为结缔组织，伴充血、水肿及炎性细胞浸润，极易复发。息肉的恶变率不到 1%，

3.宫颈黏膜炎

宫颈黏膜炎（endocervicitis）又称宫颈管炎，病变局限于子宫颈管黏膜及黏膜下组织。宫颈阴道部上皮表面光滑。宫颈口可有脓性分泌物堵塞。由于子宫颈黏膜充血增生，可使子宫颈肥大，可达正常宫颈的 2～3 倍，质硬。宫颈黏膜炎常与糜烂、腺囊肿同时发生。

4.宫颈腺囊肿

在宫颈糜烂愈合的过程中，新生的鳞状上皮覆盖宫颈腺管口或伸入腺管，将腺管口阻塞，腺管周围的结缔组织增生或瘢痕形成，压迫腺管，使腺管变窄甚至阻塞，腺体分泌物不能引流形成子宫颈腺囊肿（naboth cyst）。检查时见宫颈表面突出多个数毫米大小白色或青白色小囊肿，内含无色黏液。

5.宫颈肥大（cervical hypertrophy）

由于慢性炎症的长期刺激，宫颈组织充血、水肿，腺体和间质增生，还可能在腺体深部有黏液潴留形成囊肿，使宫颈呈不同程度的肥大，但表面多光滑，有时可见到潴留囊肿突起。最后由于纤维结缔组织增生，使宫颈硬度增加。

6.宫颈外翻

由于分娩、人工流产或其他原因发生宫颈损伤、宫颈口撕裂，未及时修补，以后颈管内膜增生并暴露于外，即形成宫颈外翻（cervical ectropion）。检查子宫颈口增宽，横裂或呈星状撕裂，可见颈管下端的红色黏膜皱褶，宫颈前、后唇肥大，但距离较远。

（二）临床表现

慢性宫颈炎主要表现为白带增多，常刺激外阴引起外阴不适和瘙痒。由于病原体种类、炎症的范围、程度和病程不同，白带的量、颜色、性状、气味也不同，可为乳白色黏液状至黄色脓性，如伴有息肉形成，可有白带中混有血，或宫颈接触性出血。若白带增多，似白色干酪样，应考虑是否合并念珠菌性阴道炎；若白带呈稀薄泡沫状，有臭味，则应考虑滴虫性阴道炎。如有恶臭则多为厌氧菌的感染。严重感染时可有腰骶部疼痛、下腹坠胀，由于慢性宫颈炎可直接向前蔓延或通过淋巴管扩散，当波及膀胱三角区及膀胱周围结缔组织时，可出现尿路刺激症状。较多的黏稠脓性白带有碍精子上行，可导致不孕。妇科检查可见宫颈不同程度的糜烂、肥大、宫颈裂伤，有时可见宫颈息肉、宫颈腺体囊肿、宫颈外翻等，宫颈口多有分泌物，亦可有宫颈触痛和宫颈触血。

（三）诊断

宫颈糜烂在诊断上不困难，但需与宫颈上皮内瘤样变、早期浸润癌、宫颈结核、宫颈尖锐湿疣等鉴别，还需与淋病、梅毒等鉴别，因此应常规进行宫颈刮片细胞学检查，细胞涂片尚可查出淋菌、滴虫、真菌，能做到与一般慢性宫颈炎鉴别。目前已有电脑超薄细胞检测系统（Thin Prep Pap Test），准确率显著提高。必要时须做病理活检以明确诊断，电子阴道镜辅助活检对提高诊断准确率很有帮助。宫颈息肉、宫颈腺体囊肿及宫颈尖锐湿疣可根据病理活检确诊。

1.阴道镜检查

在宫颈病变部涂碘后在碘不着色区用阴道镜检查，如见到厚的醋酸白色上皮及血管异形可诊断为宫颈上皮内瘤样变，在这类病变区取活体组织检查诊断早期宫颈癌准确率高。

2.活体组织检查

活体组织检查为最准确的检查方法，可检出宫颈湿疣、癌细胞、结核、梅毒等，从而与一般慢性宫颈炎糜烂做出鉴别。

（四）治疗

须做宫颈涂片先除外宫颈上皮内瘤样变及早期宫颈癌后再进行治疗。治疗方法中以局部治疗为主，使糜烂面坏死、脱落，为新生鳞状上皮覆盖，病变深者，疗程需 6～8 周。

1.物理治疗

（1）电熨（electrocoagulation）：此法较简便，适用于糜烂程度较深、糜烂面积较大的病例。采用电灼器或电熨器对整个病变区电灼或电熨，直至组织呈乳白色或微黄色为止。一般近宫口处稍深，越近边缘越浅，深度为2mm并超出病变区3mm，深入宫颈管内0.5～1.0cm，治愈率50%～90%不等。术后涂抹磺胺粉或呋喃西林粉，用醋酸冲洗阴道，每日1次，有助于创面愈合。

治疗后阴道流液，有时呈脓样，须避免性交至创面全部愈合为止，需时6周左右。术后阴道出血多时可用纱布填塞止血。

（2）冷冻治疗：冷冻治疗术是利用制冷剂，快速产生低温，使糜烂组织冻结、坏死、变性而脱落，创面经组织修复而达到治疗疾病的目的。

操作方法：选择适当的冷冻探头，利用液氮快速达到超低温（-196℃），使糜烂组织冻结、坏死、变性而脱落，创面修复而达到治疗目的。一般采用接触冷冻法，选择相应的冷冻头，覆盖全部病变区并略超过其范围2～3mm，根据快速冷冻，缓慢复温的原则，冷冻1min、复温3min、再冷冻1min。进行单次或重复冷冻，治愈率左80%左右。

冷冻治疗后，宫颈表面很快发生水肿，冷冻后7～10d，宫颈表层糜烂组织形成一层膜状痂皮，逐渐分散脱落。

（3）激光治疗：采用Co激光器使糜烂部分组织炭化、结痂，痂皮脱落后，创面修复达到治疗目的。激光头距离糜烂面3～5cm，照射范围应超出糜烂面2mm，轻症的烧灼深度为2～3mm，重症可达4～5mm，治愈率70%～90%。

（4）微波治疗：微波电极接触局部病变组织时，瞬间产生高热效应（44℃～61℃）而达到组织凝固的目的，并可出现凝固性血栓形成而止血，治愈率在90%左右。

（5）波姆光治疗：采用波姆光照射糜烂面，直至变为均匀灰白色为止，照射深度2～3mm，治愈率可达80%。

（6）红外线凝结法：红外线照射糜烂面，局部组织凝固，坏死，形成非炎性表浅溃疡，新生鳞状上皮覆盖溃疡面而达到治愈，治愈率在 90%以上。

物理治疗的注意事项：①治疗时间应在月经干净后 3～7d 进行。②排除宫颈上皮内瘤样病变、早期宫颈癌、宫颈结核和急性感染期后方可进行。③术后阴道分泌物增多，甚至有大量水样排液，有时呈血性，脱痂时可引起活动性出血，如量较多先用过氧化氢溶液（过氧化氢）清洗伤口，用消毒棉球局部压迫止血，24h 后取出。④物理治疗的持续时间、次数、强度、范围应严格掌握。⑤创面愈合需要一段时间（2～8 周），在此期间禁止盆浴和性生活。⑥定期复查，随访有无宫颈管狭窄。

2.药物治疗

适用于糜烂面积小和炎症浸润较浅的病例。

（1）硝酸银或重铬酸钾液：强腐蚀剂，方法简单，配制容易、用药量少、适宜于基层医院。

（2）免疫治疗：采用重组人干扰素α-2a，每晚 1 枚，6d 为一疗程。近年报道用红色奴卡放射线菌细胞壁骨架 N-CWs 菌苗治疗慢性宫颈炎，该菌苗具有非特异性免疫增强及抗感染作用，促进鳞状上皮化生，修复宫颈糜烂病变达到治疗效果。将菌苗滴注在用生理盐水浸透的带尾无菌棉球上，将棉球置于宫颈糜烂的局部，24h 后取出，每周上药 2 次，每疗程 10 次。

（3）宫颈管炎时，根据细菌培养和药敏试验结果，采用抗生素全身治疗。

3.手术治疗

宫颈息肉可行息肉摘除术或电切术。对重度糜烂，糜烂面较深及乳头状糜烂，或用上述各种治疗方法久治不愈的患者可考虑用宫颈锥形切除术，锥形切除范围从病灶外缘 0.3～0.5cm 开始，深入宫颈管 1～2cm，锥形切除，压迫止血，如有动脉出血，可用肠线缝扎止血，也可加用止血粉 8 号、明胶海绵、凝血酶、巴曲酶（立止血）等止血。此法因出血及感染，现多不采用。

此外由淋球菌、沙眼衣原体引起的宫颈炎及糜烂，其治疗方法见相关章节。

第六节 盆腔炎性疾病

一、概述

盆腔炎性疾病（PID）是指女性上生殖道的一组感染性疾病，主要包括子宫内膜炎、输卵管炎、输卵管卵巢脓肿（TOA）、盆腔腹膜炎。炎症可局限于一个部位，也可同时累及几个部位，以输卵管炎、输卵管卵巢炎最常见。盆腔炎性疾病多发生在性活跃期，有月经的女性，初潮前、绝经后或未婚女性很少发生盆腔炎性疾病。若发生盆腔炎性疾病也往往是邻近器官炎症的扩散盆腔炎性疾病若未能得到及时、彻底治疗，可导致不孕、输卵管妊娠、慢性盆腔痛以及炎症反复发作，从而严重影响女性的生殖健康，且增加家庭与社会经济负担。

女性生殖道具有比较完善的自然防御功能，增强对感染的防御能力，在健康女性阴道内虽有某些病原体存在，但并不引起炎症。当自然防御功能遭到破坏，或机体免疫功能降低、内分泌发生变化或外源性致病菌侵入，均可导致炎症发生。

（一）病因

1.病原体及其致病特点

盆腔炎性疾病的病原体有外源性及内源性 2 个来源，2 种病原体可单独存在，但通常为混合感染，可能是衣原体或淋病奈瑟菌感染造成输卵管损伤后，容易继发需氧菌及厌氧菌感染。

2.感染途径

（1）沿生殖道黏膜上行蔓延：病原体侵入外阴、阴道后，或阴道内的菌群；子宫黏膜、子宫内膜、输卵管黏膜，蔓延至卵巢及腹腔，是非妊娠期、非产褥期盆腔炎性疾病的主要感染途径。淋病奈瑟菌、沙眼衣原体及葡萄球菌等，常沿此途径扩散。

（2）经淋巴系统蔓延：病原体经外阴、阴道、宫颈及宫体创伤处的淋巴管侵入盆腔结缔组织及内生殖器其他部分，是产褥感染、流产后感染及放置 IUD 后感染的主要感染途径。链球菌、大肠埃希氏菌、厌氧菌多沿此途径蔓延。

（3）经血循环传播：病原体先侵入人体的其他系统，再经血循环感染生殖器，为结核分枝杆菌感染的主要途径。

（4）直接蔓延：腹腔其他脏器感染后，直接感染内生殖器，如阑尾炎可引起右侧输卵管炎。

3.高危因素

了解高危因素利于盆腔炎性疾病的正确诊断及预防。

（1）年龄：盆腔炎性疾病的高发年龄为 15～25 岁。年轻女性容易发生盆腔炎性疾病可能与频繁性活动、宫颈柱状上皮生理性向外移位、宫颈黏液机械防御功能较差有关。

（2）性活动：盆腔炎性疾病多发生在性活跃期女性，尤其是初次性交年龄小、有多个性伴侣、性交过频以及性伴侣有性传播疾病者。

（3）下生殖道感染：下生殖道感染如淋菌性宫颈炎、衣原体性宫颈炎，以及肠细菌性阴道病与盆腔炎性疾病的发生密切相关。

（4）宫腔内手术操作后感染：如刮宫术、输卵管通液术、子宫输卵管造影术、宫腔镜检查等，由于手术所致生殖道黏膜损伤、出血、坏死，导致下生殖道内源性菌群的病原体上行感染。

（5）性卫生不良：经期性交、使用不洁月经垫等均可使病原体侵入而引起炎症。此外，不注意性卫生保健者、阴道冲洗者，盆腔炎性疾病的发生率高。

（6）邻近器官炎症直接蔓延：如阑尾炎、腹膜炎等蔓延至盆腔，病原体以大肠埃希菌为主。

（7）盆腔炎性疾病再次急性发作：盆腔炎性疾病所致的盆腔广泛粘连、输卵管损伤，输卵管防御能力下降，容易造成再次感染，导致急性发作。

（二）临床特征

1.症状

可因炎症轻重及范围大小而有不同的临床表现。轻者无症状或症状轻微。常见症状为下腹痛、发热、阴道分泌物增多。腹痛为持续性，活动或性交后加重。若病情严重可有寒战、高热、头痛、食欲缺乏。月经期发病可出现经量增多、经期延长。若有腹膜炎，出现消化系统症状，如恶心、呕吐、腹胀、腹泻等。若有脓肿形成，可有下腹包块及局部压迫刺激症状；包块位于子宫前方可出现膀胱刺激症状，如排尿困难、尿频，若引起膀胱肌炎还可有尿痛等；包块位于子宫后方可有直肠刺激症状，若在腹膜外可致腹泻、里急后重感和排便困难。若有输卵管炎的症状及体征并同时有右上腹疼痛者，应怀疑有肝周围炎。

2.体征

患者体征差异较大，轻者无明显异常表现，或妇科检查仅发现宫颈举痛或宫体压痛或附件区压痛。严重病例呈急性病容，体温升高，心率加快，下腹部有压痛、反跳痛及肌紧张，叩诊鼓音明显，肠鸣音减弱或消失。阴道可见脓性臭味分泌物，宫颈充血、水肿，将宫颈表面分泌物拭净，若见脓性分泌物从宫颈口流出，说明宫颈管黏膜或宫腔有急性炎症。穹窿触痛明显（须注意是否饱满），宫颈举痛，宫体稍大，有压痛，活动受限，子宫两侧压痛明显。若为单纯输卵管炎，可触及增粗的输卵管，压痛明显；若为输卵管积脓或输卵管卵巢脓肿，可触及包块且压痛明显，不活动；宫旁结缔组织炎时，可扪及宫旁一侧或两侧片状增厚，或两侧骶子宫韧带高度水肿、增粗，压痛明显；若有盆腔脓肿形成且位置较低时，可扪及后穹窿或侧穹窿有肿块且有波动感，三合诊常能协助进一步了解盆腔情况。

3.盆腔炎性疾病后遗症

若盆腔炎性疾病未得到及时正确的治疗，可能会发生一系列后遗症，即盆腔炎性疾病后遗症，主要病理改变为组织破坏、广泛粘连、增生及瘢痕形成导致。

（1）输卵管阻塞、输卵管增粗。

（2）输卵管卵巢粘连形成输卵管卵巢肿块。

（3）若输卵管伞端闭锁、浆液性渗出物聚积，形成输卵管积水或输卵管积脓或输卵管卵巢脓肿的脓液吸收，被浆液性渗出物代替形成输卵管积水或输卵管卵巢囊肿。

（4）盆腔结缔组织表现为子宫主韧带及骶子宫韧带增生、变厚，若病变广泛，可使子宫固定。

二、防治

（一）治疗

主要为抗生素药物治疗，必要时手术治疗。抗生素治疗可清除病原体，改善症状及体征，减少后遗症。经恰当的抗生素积极治疗，绝大多数盆腔炎性疾病能彻底治愈。抗生素的治疗原则：经验性、广谱、及时及个体化。根据药敏试验选用抗生素较合理，但通常需在获得实验结果前即给予抗生素治疗，因此，初始治疗往往根据经验选择抗生素。由于盆腔炎性疾病的病原体多为淋病奈瑟菌、衣原体以及需氧菌、厌氧菌的混合感染，需氧菌及厌氧菌又有革兰阴性及革兰阳性之分，故抗生素的选择应涵盖以上病原体，选择广谱抗生素及联合用药。在盆腔炎性疾病诊断48h内及时用药将明显降低后遗症的发生。具体选用的方案根据医院的条件、患者的接受程度、药物价格以及药物有效性等综合考虑。

（一）门诊治疗

若患者一般状况好，症状轻，能耐受口服抗生素，并有随访条件，可在门诊给予口服或肌内注射抗生素治疗。常用方案：①氧氟沙星400mg口服，每日2次，或左氟沙星500mg口服，每日1次，同时加服甲硝唑400mg，每日2～3次，连用14d。②头孢曲松钠250mg单次肌内注射，或头孢西丁钠2g单次肌内注射，同时口服丙磺舒1g，然后改为多西环素100mg，每日2次，连用14d，可同时口服甲硝唑400mg，每日2次，连用14d；或选用其他第3代头孢菌素与多西环素、甲硝唑合用。

（二）住院治疗

若患者一般情况差，病情严重，伴有发热、恶心、呕吐；或有盆腔腹膜炎；或输卵管卵巢脓肿；或门诊治疗无效；或不能耐受口服抗生素；或诊断不清，均应住院给予抗生素药物治疗为主的综合治疗。

1.支持疗法

卧床休息，半卧有利于脓液积聚于直肠子宫陷凹而使炎症局限。给予高热量、高蛋白、高维生素流食或半流食，补充液体，注意纠正电解质紊乱及酸碱失衡。高热时采用物理降温。尽量避免不必要的妇科检查，以免引起炎症扩散，有腹胀应行胃肠减压。

2.抗生素药物治疗

给药途径以静脉滴注收效快，常用的配伍方案如下。

（1）头孢菌素：第 2 代头孢菌素或相当于第 2 代头孢菌素的药物及第 3 代头孢菌素或相当于第 3 代头孢菌素的药物：如头孢西丁钠 2g，静脉注射，每 6h1 次；或头孢替坦二钠 2g，静脉注射，每 12h1 次；加多西环素 100mg，每 12h1 次，静脉注射或口服。其他可选用头孢呋辛钠、头孢唑肟钠、头孢曲松钠、头孢噻肟钠。临床症状改善至少 24h 后转为口服药物治疗，多西环素 100mg，每 12h1 次，连用 14d。对不能耐受多西环素者，可用阿奇霉素替代，每次 500mg，每日 1 次，连用 3d。对输卵管卵巢脓肿的患者，可加用克林霉素或甲硝唑，从而更有效地对抗厌氧菌。

（2）克林霉素与氨基糖苷类药物联合方案：克林霉素 900mg，每 8h1 次，静脉滴注；庆大霉素先给予负荷量（2mg/kg），然后给予维持量（1.5mg/kg），每 8h1 次，静脉滴注。临床症状、体征改善后继续静脉应用 24～48h，克林霉素改为口服，每次 450mg，每日 4 次，连用 14d 或多西环素 100mg，口服，每 12h1 次，连服 14d。

（3）喹诺酮类药物与甲硝唑联合方案：氧氟沙星 400mg 静脉滴注，每 12h1 次；或左氧氟沙星 500mg 静脉滴注，每日 1 次。甲硝唑 500mg 静脉滴注，每 8h1 次。

（4）青霉素类与四环素类药物联合方案：氨苄西林/舒巴坦 3g，静脉滴注，每 6h1 次，加多西环素 100mg，每日 2 次，连服 14d。

（三）手术治疗

手术主要用于治疗抗生素控制不满意的 TOA 或盆腔脓肿。手术指征如下。

（1）药物治疗无效，TOA 或盆腔脓肿经药物治疗 48～72h，体温持续不降，患者中毒症状加重或包块增大者，应及时手术，以免发生脓肿破裂。

（2）脓肿持续存在，经药物治疗病情有好转，继续控制炎症数日（2～3 周），包块仍未消失但已局限化，应手术切除，以免日后再次急性发作。

（3）脓肿破裂，突然腹痛加剧，寒战、高热、恶心、呕吐、腹胀，检查腹部拒按或有中毒性休克表现，应怀疑脓肿破裂。若脓肿破裂未及时诊治，死亡率高。因此，一旦怀疑脓肿破裂，需立即在抗生素治疗的同时行剖腹探查。手术可根据情况选择经腹手术或腹腔镜手术。手术范围应根据病变范围，患者年龄、一般状态等全面考虑。原则以切除病灶为主。年轻女性应尽量保留卵巢功能，以采用保守性手术为主；年龄大、双侧附件受累或附件脓肿屡次发作者，行全子宫及双附件切除术；对极度衰弱危重患者的手术范围须按具体情况决定。若盆腔脓肿位置低，突向阴道穹窿时，可经阴道切开排脓，同时注入抗生素。国外近几年报道对抗生素治疗 72h 无效的输卵管卵巢脓肿，可在超声引导下采用经皮引流技术，获得较好的治疗效果。

4.中药治疗

主要为活血化瘀、清热解毒药物，如银翘解毒汤、安宫牛黄丸或紫血丹等。

5.随访

对于抗生素治疗的患者，应在 72h 内随诊，明确有无临床情况的改善。患者在治疗后的 72h 内临床症状应改善，如体温下降，腹部压痛，反跳痛减轻，宫颈举痛、子宫压痛、附件区压痛减轻等。若此期间症状无改善，需进一步检查，重新进行评价，必要时行腹腔镜或手术探查。对沙眼衣原体以及淋病奈瑟菌感染者，可在治疗后 4～6 周复查病原体。

（二）预防

（1）注意性生活卫生，减少性传播疾病，对沙眼衣原体感染高危女性筛查和治疗可减少盆腔炎性疾病发生率，虽然细菌性阴道病与盆腔炎性疾病相关，但检测和治疗细菌性阴道病能否降低盆腔炎性疾病发生率至今尚不清楚。

（2）及时治疗下生殖道感染。

（3）加强公共卫生教育，提高公众对生殖道感染的认识及预防感染的重要性。

（4）严格掌握妇科手术指征，做好术前准备，术时注意无菌操作，预防感染。

（5）及时治疗盆腔炎性疾病，防止后遗症发生。

第二章　女性生殖系统肿瘤

第一节　宫颈癌

宫颈癌是最常见的妇科恶性肿瘤，原位癌高发年龄为 30～35 岁，浸润癌为 50～55 岁。近 40 年自普遍开展宫颈细胞防癌涂片检查以来，宫颈癌发病率明显下降，病死率亦随之下降，但近年有些国家年轻患者宫颈癌发病率及病死率有上升趋势。

一、病因

尚不完全清楚，可能是多种因素综合作用所致。

（一）性行为及分娩次数

性活跃、过早性生活指 16 岁前已有性生活；早婚指 20 岁前已结婚。青春期其下生殖道宫颈尚未发育成熟，对致癌因素的刺激比较敏感。约 50% 的宫颈癌患者有早婚史。未婚及未产妇宫颈癌发病率明显低。孕妇免疫力较低，HPV-DNA 检出率很高。与患阴茎癌、前列腺癌或其前妻曾患宫颈癌的高危男子有性接触的妇女，易患宫颈癌。

（二）高危型 HPV 病毒感染

HPV 病毒感染是宫颈癌的主要危险因素，90% 以上的宫颈癌伴有高危型 HPV 感染。目前已知 HPV 有 120 多种亚型，其中 6、11、42、43、44 亚型属低危型，一般不诱发癌变；16、18、31、33、35、39、45、51、52、56 或 58 亚型属高危型。此外一些病毒如单纯疱疹病毒Ⅱ型（HSV-2）、人巨细胞病毒（CMV）等可能与宫颈癌发病有一定关系。

（三）其他

吸烟可增加 HPV 感染效应。

二、病理

宫颈浸润癌根据组织来源，主要病理类型有鳞状细胞癌、腺癌和未分化癌。过去，鳞癌多见，腺癌次之；余为混合的鳞腺癌，最少。近年由于染色方法的改进，宫颈腺癌和黏液癌所占比例有上升趋势。

（一）鳞状细胞癌

鳞癌占 80%～85%。

1.巨检

镜下早期浸润癌及极早期宫颈浸润癌与宫颈上皮内瘤样病变相似，肉眼观察无明显异常，或类似宫颈糜烂。随着病变逐步发展，有 4 种类型。

（1）外生型（菜花型）：最常见。病灶向外生长，状如菜花，质脆，触之易出血。初起为息肉样或乳头状隆起，继而发展为向阴道内突出的菜花状赘生物。此型较少侵犯宫颈旁组织，预后相对较好。

（2）内生型（结节型）：宫颈肥大而硬，表面光滑或仅见轻度糜烂，然而癌灶向宫颈深部组织浸润，使宫颈扩张并侵犯子宫峡部，甚至达子宫下段，整个宫颈段膨大如桶状，常累及宫旁组织。

（3）颈管型：癌灶发生于宫颈外口内，侵入宫颈，隐蔽在宫颈管内。颈管型癌肿，不同于内生型，后者是自宫颈外口向子宫颈管内侵犯的特殊的浸润性生长类型。

（4）溃疡型：上述两型癌灶继续发展，癌瘤自宫颈呈侵蚀性生长，癌组织坏死脱落形成似火山口的凹陷性溃疡或空洞。

2.显微镜检查

（1）微小浸润癌：仅在显微镜下能识别的浸润癌。即在原位癌基础上，小团癌细胞突破基底膜，向间质浸润，其深度不超过 3mm，宽度不超过 7mm。同时，无癌灶相互融合及血管淋巴管侵犯。

（2）宫颈浸润癌：指癌灶浸润间质的范围已超出可测量的早期浸润癌，呈网状或团块状融合浸润间质。根据细胞分化程度分 3 级：I级（高分化鳞癌），即角化性大细胞型。大细胞，分化较好，多有角化珠形成，核分裂象少。II级（中分化鳞癌），即非角化性大细胞型。细胞大小不一，呈中度分化，异型性明显，癌巢中无明显角化现象，核分裂象较多（2～

4个/高倍视野）。Ⅲ级（低分化鳞癌），即小细胞型。多为未分化的小细胞（相当于宫颈上皮底层的未分化细胞），细胞异型性和核分裂多见，不易确诊为鳞癌，有些经黏液染色证实为腺癌或腺鳞癌。

（二）腺癌

腺癌占15%～20%。来源于宫颈腺体，始发部位在宫颈管内，而宫颈外表看似正常，不易早期发现。

1.巨检

癌灶呈乳头状、菜花状、溃疡或浸润型。向宫颈管内生长，宫颈外观完全正常，但宫颈管膨大如桶状，当癌灶长至一定程度即突向宫颈外口，常侵犯宫旁组织。

2.显微镜检查

显微镜检查有两种组织学类型。

（1）黏液腺癌：来源于宫颈黏膜柱状黏液细胞。最常见。腺上皮增生为多层，细胞异型性明显，见核分裂象，细胞内含黏液，腺腔内有乳头状突起。可分为高中低分化腺癌。

（2）宫颈恶性腺瘤（偏差极小的微偏差腺癌）：肿瘤细胞无异型性，貌似良性，表皮为正常宫颈管黏膜腺体，腺体由柱状上皮覆盖，腺体多，大小不一，形态多变，常含点状突起，浸润宫颈壁深层，并有间质反应包绕。

（三）鳞腺癌（混合上皮癌）

鳞腺癌占3%～5%。来源于宫颈黏膜柱状细胞，较少见。癌细胞幼稚，同时向腺癌和鳞癌方向发展，腺、鳞癌并存。恶性程度高，转移早，预后不良。

三、转移途径

以直接蔓延及淋巴转移为主，血行转移极少见。

（一）直接蔓延

最常见。直接侵犯邻近器官：向下浸润阴道穹窿及前、后阴道壁；向上累及宫腔；向两侧蔓延至主韧带、阴道旁组织，甚至延伸到骨盆壁，晚期可引起输尿管阻塞；向前后蔓延侵犯膀胱或直肠，甚至造成生殖道瘘。

（二）淋巴转移

当宫颈癌局部浸润后，即侵入淋巴管，形成瘤栓，随淋巴液引流到淋巴结，在淋巴管内扩散。一级组淋巴转移为宫旁、宫颈旁、闭孔、髂内、髂外、髂总、骶前、腹股沟深、浅淋巴结；二级组为腹主动脉旁淋巴结。

（三）血行转移

很少见。可转移至肺、肾或脊柱等。发生在晚期。

四、临床表现

早期宫颈癌常无症状，也无明显体征，与慢性宫颈炎无明显区别，易被忽略而漏诊或误诊。一旦出现症状，主要表现如下。

（一）症状

1.阴道出血

不规则阴道出血是宫颈癌患者的主要症状。早期患者以接触性出血为主，尤其性交出血，出血量与病灶大小、是否侵及间质内血管有关，早期病灶小，出血少，晚期病灶较大，出血多，一旦侵蚀较大血管可能引起致命性大出血；年轻、生育年龄患者也可表现为经期延长、周期缩短、经量增多等；老年患者则表现为绝经后不规则阴道出血。

2.阴道排液

阴道排液亦是宫颈癌患者的主要症状，多发生在阴道出血以前。早期仅白带增多，无气味；随癌瘤的生长，阴道排液增多，白色或血性，稀薄如水样或米泔状，腥臭；晚期因癌组织破溃，组织坏死，继发感染而有大量脓性或米汤样恶臭白带。

3.晚期癌症状

（1）盆腔疼痛：常单侧并向臀部及大腿放射。

（2）邻近器官受累症状：病变波及盆腔结缔组织、骨盆壁、输尿管或直肠、坐骨神经，可导致尿频、尿急、肛门坠胀、便秘、里急后重、下肢肿痛等；甚至致输尿管梗阻、肾盂积水，发生尿毒症。

（3）疾病终末期表现：恶病质。

（二）体征

宫颈上皮内瘤样病变、镜下早期浸润癌及极早期宫颈浸润癌，局部无明显病灶，宫颈光滑或轻度糜烂如宫颈炎表现。随着宫颈浸润癌的生长发展，不同类型，不同时期的宫颈癌，局部体征亦不同。

1.外生型

宫颈赘生物呈息肉状或乳头状突起，向外生长，继而向阴道突起形成菜花状赘生物，表面不规则，质脆，触之易出血，合并感染时表面覆有灰白色渗出物。

2.内生型

宫颈肥大、质硬，宫颈管膨大如桶状，宫颈表面光滑或有浅表溃疡。

3.晚期

癌组织坏死脱落形成凹陷性溃疡，有时整个宫颈被空洞替代，灰褐色坏死组织覆盖于表面，恶臭。癌灶浸润阴道壁，可见阴道壁赘生物；侵犯两侧宫旁组织，妇科检查两侧增厚，质硬、结节状；侵犯盆壁，则固定不动，呈冰冻骨盆。

五、诊断

根据病史和临床表现，尤其有接触性出血者，应想到宫颈癌的可能，需做详细的全身检查及妇科三合诊检查，并采用以下辅助检查。

（一）宫颈刮片细胞学检查

本检查广泛用于筛检宫颈癌。必须在宫颈转化区取材，光镜下读片需认真细致，以免漏诊及误诊。以前涂片采用巴氏染色，结果分 5 级：I级正常，II级炎症，III级可疑，IV级可疑阳性，V级阳性。III、IV、V级应重复刮片检查并行宫颈活检，II级先按炎症处理，以后重复涂片进一步检查。当今，采用 TBS 分类法（Bethesda 系统），可以直接诊断鳞状或腺上皮异常及其他类型的癌细胞，该法主要强调涂片质量、描述性诊断及临床与细胞病理互相沟通。

（二）宫颈碘试验

将 2%碘溶液涂在宫颈和阴道壁上，观察其着色情况。正常鳞状上皮含丰富糖原，可被碘溶液染为棕色或深赤褐色；异常鳞状上皮如瘢痕、囊肿、宫颈炎或宫颈癌等不含或缺乏糖原，不着色，即碘试验阳性，在该区域取材活检，可以提高诊断率。但本试验不是癌特异性试验。

（三）阴道镜检查

其可以观察宫颈表面有无异型上皮或早期癌变，并对可疑部位进行活检。对宫颈刮片细胞学检查阳性或可疑宫颈癌患者，或肿瘤固有荧光检测阳性患者，行阴道镜检查及镜下直接多点活检，可以提高诊断正确率。

（四）宫颈和宫颈管活组织检查

其是确诊宫颈癌及其癌前病变最可靠及不可缺少的方法。在宫颈鳞-柱交接部的3、6、9、12点处取4点活检，或在碘试验、肿瘤固有荧光检测、阴道镜下可疑部位取活组织做病理检查。所取组织既要有上皮组织，又要有间质组织。若宫颈刮片为Ⅲ级或Ⅲ级以上，或TBS疑上皮异常或肿瘤细胞者，而宫颈活检阴性，应用小刮匙搔刮宫颈管，刮出物送病理检查。

（五）宫颈锥切术

宫颈锥切术适用于多次宫颈刮片细胞学检查阳性，而活检阴性；或活检为原位癌，但不能排除浸润癌时，应做宫颈锥切术。目前有多种辅助检查如冷刀切除、环形电切除或冷凝电刀切除，而且宫颈多点活检及宫颈管刮术可代替绝大多数的宫颈锥切术，已很少行诊断性宫颈锥切术。确诊宫颈癌后，根据具体情况，进行胸部X线片、淋巴造影、膀胱镜、直肠镜检查等，以确定其临床分期。

六、鉴别诊断

宫颈癌应与宫颈糜烂、宫颈息肉、宫颈结核、宫颈乳头状瘤及子宫内膜异位症等病变相鉴别，做宫颈刮片、阴道镜、荧光检查等初筛，宫颈活体组织病理检查是唯一可靠的鉴别方法。此外，子宫内膜癌宫颈转移必须与原发性宫颈腺癌相鉴别。

七、处理

根据临床分期、患者年龄、生育要求、全身情况、设备条件和医疗技术水平制订治疗方案，常用的方法有手术、放疗及化疗等，近年倾向于综合治疗。

（一）手术治疗

手术治疗主要用于早期宫颈癌（I_A～II_A 期）患者，无严重内外科并发症，无手术禁忌证，需根据全身情况能否耐受手术而定；肥胖患者根据术者经验及麻醉条件而定。优点是年轻患者可保留卵巢和阴道功能。①I_{A1} 期：采用经腹全子宫切除术。②I_{A2} 期：行改良根治性子宫切除及清除盆腔淋巴结。③I_B～II_A 期：根治性子宫切除及清除盆腔淋巴结术，髂总淋巴结有癌转移者，做腹主动脉旁淋巴切除或取样。年轻患者卵巢正常可保留。对要求保留生育功能的年轻患者I_{A1}期行宫颈锥形切除术，I_{A2}～I_{B1}肿瘤直径小于 2cm 患者可行根治性宫颈切除术及盆腔淋巴结切除术。

（二）放射治疗

放射治疗包括腔内及体外照射，适用于①II_B～IV期患者；②全身情况不适宜手术的早期患者；③宫颈大块病灶的术前放疗；④手术治疗后病理检查发现有高危因素的辅助治疗。腔内照射多用后装治疗机，放射源为 ^{137}铯（^{137}Cs）、^{192}铱（^{192}Ir）等，用于控制局部病灶。体外照射多用直线加速器、^{60}钴（^{60}Co），用以治疗盆腔淋巴结及宫旁组织等处的病灶。早期病例以腔内放疗为主，体外照射为辅；晚期则以体外照射为主，腔内放疗为辅。放疗并发症有放射性直肠炎和膀胱炎。近期反应一般多能自愈；远期反应均在 1～3 年后出现缺血引起直肠溃疡、狭窄及血尿，重者形成直肠阴道瘘及膀胱阴道瘘等。预防措施是避免放疗过量及正确放置放射源。

（三）化疗

化疗主要用于晚期或复发转移者，近年还作为手术或放疗的辅助治疗，用以治疗局部较大肿瘤。常用的有效药物有：顺铂、卡铂、博来霉素、丝裂霉素、异环磷酰胺、氟尿嘧啶等，常采用以铂类为基础的联合化疗方案。治疗常用 BVP 方案（博来霉素、长春新碱与顺铂）、BP 方案（博来霉素与顺铂）、FP（氟尿嘧啶与顺铂）、TP（紫杉醇与顺铂）。化疗途径可采用静脉或介入化疗（超选择性动脉灌注化疗）。

八、预后

预后与临床期别、病理类型及治疗方法有关。早期时手术与放疗效果相近，腺癌放疗效果不如鳞癌。无淋巴结转移者预后好。晚期病例的主要死因有①尿毒症：肿瘤压迫双侧输尿管引起。②出血：癌灶侵犯大血管而引起。③感染：局部或全身感染。④恶病质：全身重要器官转移或全身衰竭而死亡。

九、随访

随访时间：出院后第 1 年内，出院后 1 个月行第 1 次随访，以后每隔 2～3 个月复查 1 次；出院后第 2 年，每 3～6 个月复查 1 次；出院后第 3～5 年，每 6 个月复查 1 次；第 6 年开始每年复查 1 次。随访内容：细胞学涂片及盆腔检查，必要时 X 线胸透和血常规检查。

十、预防

（1）避免高危因素进行性卫生教育，提倡晚婚、少育及性专一。

（2）早期发现、早期治疗，普及防癌知识，定期开展宫颈癌普查普治，每 1～2 年 1 次。妇科门诊 30 岁以上患者，应常规做宫颈刮片检查，异常者应进一步处理。

（3）阻断宫颈癌的发生积极治疗中、重度宫颈糜烂，及时诊断和治疗 CIN。

十一、宫颈癌合并妊娠

宫颈癌合并妊娠较少见，占宫颈癌的 9.2‰～70.5‰。早期妊娠或妊娠期阴道出血均需常规做阴道窥器检查，对宫颈有可疑病变者应做宫颈刮片细胞学检查、荧光检查、阴道镜检查、宫颈活检，以免漏诊和误诊。妊娠时宫颈锥切术仅应用于阴道镜检查异常和宫颈细胞学检查高度怀疑宫颈癌者，且应在妊娠中期进行。妊娠期受高雌激素影响，宫颈鳞柱交接部外移，移行带区的基底细胞出现不典型增生，可类似原位癌改变，不必处理，产后能恢复正常。宫颈癌I_A期合并妊娠迫切要求生育者，则延缓至胎儿成熟再手术。①I_{A1}期，患者可经阴道分娩；不需再生育者，可于产后 6 周行扩大的全子宫切除术。②I_{A2}期：宜行剖宫产。I_A期早孕时可直接行扩大子宫切除术；中孕期应先剖宫取胎同时行子宫根治术及盆腔淋巴结清扫术。宫颈癌I_B～II_A合并妊娠一经确诊，尽快行子宫广泛性切除术及盆腔淋巴结清扫术。中、晚孕者施行子宫切除前应剖宫取胎。宫颈癌II～IV期合并早期妊娠者，先行体外照射，待胎儿自然流产后再给腔内放疗；中、晚期妊娠者，应先剖宫取胎，然后给予常规体外及腔内放疗。

第二节　子宫肌瘤

一、概念与概述

子宫肌瘤是女性生殖系统最常见的良性肿瘤，多见于 30～50 岁的妇女。由于很多患者无症状，或肌瘤较小不易发现，因此，临床报告肌瘤的发生率仅为 4%～11%，低于实际发生率。子宫肌瘤确切的发病因素尚不清楚，一般认为主要与女性激素刺激有关。近年来研究还发现，子宫肌瘤的发生与孕激素、生长激素也有一定关系。

二、分类

按肌瘤生长的部位可分为子宫体肌瘤和子宫颈肌瘤，前者占 92%，后者仅占 8%。子宫体肌瘤可向不同的方向生长，根据其发展过程中与子宫肌壁的关系分为以下三类。

（一）肌壁间子宫肌瘤

其最常见，占 60%～70%。肌瘤位于子宫肌壁内，周围均为肌层包围。

（二）浆膜下子宫肌瘤

这类肌瘤占 20%。肌瘤向子宫体表面生长、突起，上面覆盖子宫浆膜层。若肌瘤继续向浆膜面生长，仅有一蒂与子宫肌壁相连，称带蒂的浆膜下肌瘤。宫体肌瘤向宫旁生长突入阔韧带前后叶之间，称为阔韧带肌瘤。

（三）黏膜下肌瘤

临床较少见，约占 10%。肌瘤向宫腔方向生长，突出于子宫腔，表面覆盖子宫黏膜，称为黏膜下肌瘤。黏膜下肌瘤易形成蒂，子宫收缩使肌瘤经宫颈逐渐排入阴道。子宫肌瘤大多数为多个，称为多发性子宫肌瘤。也可为单个肌瘤生长。

三、病理

(一)巨检

典型的肌瘤为实质性的球形结节,表面光滑,与周围肌组织有明显界限。肌瘤虽无包膜,但由于其周围的子宫肌层受压形成假包膜。切开假包膜后肌瘤突出于切面。肌瘤剖面呈灰白色漩涡状或编织状。纤维组织成分多者肌瘤质硬,肌细胞多者肌瘤偏软。

(二)镜检

肌瘤由平滑肌与纤维组织交叉排列组成,呈漩涡状。细胞呈梭形,大小均匀,核染色较深。

四、继发变性

肌瘤失去原有典型结构和外观时,称为继发变性,可分为良性和恶性两类。

(一)良性变性

1.玻璃样变

最多见,肌瘤部分组织水肿变软,剖面漩涡结构消失,代之以均匀的透明样物质,色苍白。镜下见病变区肌细胞消失,呈均匀粉红色无结构状,与周围无变性区边界明显。

2.囊性变

常继发于玻璃样变,组织液化,形成多个囊腔,也可融合成一个大囊腔。囊内含清澈无色液体,并可自然凝固成胶胨状。囊壁由透明变性的肌瘤组织构成。

3.红色变性

多发于妊娠期或产褥期,其发生原因尚不清。肌瘤体积迅速增大,发生血管破裂。血红蛋白渗入瘤组织,故剖面呈暗红色,如同半熟烤牛肉,有腥臭味,完全失去原漩涡状结构。

其他良性变性还有脂肪变性、钙化等。

(二)恶性变

恶性变即为肉瘤变,约占子宫肌瘤的 0.4%~0.8%。恶变后肌瘤组织脆而软,与周围界限不清,切面漩涡状结构消失,呈灰黄色,似生鱼肉,多见于年龄较大、生长较快与较大的肌瘤。对子宫迅速增大或伴不规则阴道流血者，考虑有恶变可能。

五、临床表现

（一）症状

肌瘤的典型症状为月经过多和继发贫血，但多数患者无症状，仅于盆腔检查时发现。症状与肌瘤的生长部位、生长速度及有无变性有关。

1.阴道流血

阴道流血为肌瘤患者的主要症状。浆膜下肌瘤常无出血，黏膜下肌瘤及肌壁间肌瘤表现为月经量过多，经期延长。黏膜下肌瘤若伴有坏死、溃疡，则表现为不规则阴道流血。

2.腹部包块

偶然情况下扪及包块。包块常位于下腹正中，质地硬，形态可不规则。

3.白带增多

肌瘤使子宫腔面积增大，内膜腺体分泌旺盛，故白带增多。黏膜下肌瘤表面感染、坏死，可产生大量脓血性排液。

4.腹痛、腰酸

一般情况下不引起疼痛，较大肌瘤引起盆腔瘀血，出现下腹部坠胀及腰骶部酸痛，经期由于盆腔充血，症状更加明显。浆膜下肌瘤发生蒂扭转时，可出现急性腹痛。肌瘤红色变性时可出现剧烈疼痛，伴恶心、呕吐、发热、白细胞升高。

5.压迫症状

压迫膀胱可发生尿频、尿急，压迫尿道可发生排尿困难或尿潴留，压迫直肠可发生便秘等。

6.不孕

不孕占25%～40%，肌瘤改变宫腔形态，妨碍孕卵着床。

7.全身症状

出血多者有头晕、全身乏力、心悸、面色苍白等继发性贫血表现。

（二）体征

1.腹部检查

较大的肌瘤可升至腹腔，腹部检查可扪及肿物，一般居下腹部正中，质硬，表面不规则，与周围组织界限清。

2.盆腔检查

由于肌瘤生长的部位不同，检查结果各异。

（1）浆膜下肌瘤：肌瘤不规则增大，表面呈结节状。带蒂肌瘤有细蒂与子宫体相连，可活动；阔韧带肌瘤位于子宫一侧，与子宫分不开，常把子宫推向对侧。

（2）肌壁间肌瘤：子宫呈均匀性增大，肌瘤较大时，可在子宫表面摸到突起结节或球形肿块，质硬。

（3）黏膜下肌瘤：窥器撑开阴道后，可见带蒂的黏膜下肌瘤脱出于宫颈口外，质实，表面为充血暗红的黏膜包围，可有溃疡及继发感染坏死。宫口较松，手指进宫颈管可触到肿瘤蒂部。如肌瘤尚未脱出宫口外，只能扪及子宫略呈均匀增大，而不能摸到瘤体。

六、诊断及鉴别诊断

根据经量增多及检查时子宫增大，诊断多无困难。对不能确诊者通过探测宫腔、子宫碘油造影、B超检查、宫腔镜及腹腔镜检查等协助诊断。

子宫肌瘤常易与下列疾病相混淆，需加以鉴别。

（一）妊娠子宫

子宫肌瘤透明变性或囊性变时质地较软，可被误认为妊娠子宫，尤其是40～50岁高龄孕妇。如忽视病史询问，亦可能将妊娠子宫误诊为子宫肌瘤。已婚生育期妇女有停经史、早孕反应史，结合尿hCG测定、B超检查一般不难诊断。

（二）卵巢肿瘤

多为囊性或囊实性，位于下腹一侧，可与子宫分开，亦可为双侧，很少有月经改变。而子宫肌瘤质硬、位于下腹正中，随子宫移动，常有月经改变。必要时可用B超、腹腔镜检查明确诊断。

（三）盆腔炎性包块

盆腔炎性包块与子宫紧密粘连，患者常有生殖道感染史。检查时包块固定有压痛，质地较肌瘤软，B超检查有助于诊断。抗感染治疗后症状、体征好转。

此外，子宫肌瘤应与子宫腺肌病、子宫肥大症、子宫畸形、子宫颈癌等疾病相鉴别。

七、处理

应根据患者年龄、生育要求、肌瘤大小和部位、有无并发症及子宫出血程度等情况综合考虑。

（一）随访观察

围绝经期妇女，如肌瘤小、无自觉症状，一般不需治疗，可每3～6个月随访检查一次。

（二）药物治疗

肌瘤不超过8周妊娠子宫大小，症状轻，近绝经年龄，或全身情况不能承受手术者，可给药物保守治疗。

1.雄激素

抗雌激素，使子宫内膜萎缩，减少出血，使近绝经期妇女提前绝经。常用药物有甲睾酮及丙酸睾酮。每月总量不超过300mg，以免引起男性化。

2.黄体生成素释放激素类似物（LHRH-a）

用于治疗与雌激素有关的疾病包括子宫肌瘤。使用后患者经量减少或闭经，肌瘤缩小，但停药后肌瘤常又逐渐增大，目前主要作为术前的辅助治疗或近绝经患者的治疗。

3.米非司酮

作为抗孕激素药物近年用于子宫肌瘤的治疗，也可作为术前辅助治疗或近绝经患者的治疗。

4.其他药物

月经量多时可使用子宫收缩药及其他止血补血药物。

（三）手术治疗

1.手术适应证

月经量过多造成贫血、保守治疗无效者；妇科检查子宫超过孕 10 周大小；黏膜下肌瘤；肿瘤压迫膀胱或直肠出现压迫症状者；短期内肿瘤生长迅速或疑有恶变者；肌瘤影响生育功能，患者有生育要求者。

2.手术方式

（1）经阴道肌瘤摘除术：突出于阴道内的黏膜下肌瘤可经阴道摘除，对位于宫腔内的黏膜下肌瘤，部分病例可在宫腔镜下行电切术。

（2）经腹肌瘤摘除术：适用于年轻、希望生育且输卵管通畅，浆膜下、肌壁间单个或数量较少的肌瘤患者。

（3）子宫切除术：对肌瘤较大，症状明显，经药物治疗无效，不需保留生育功能或怀疑恶变者，可行子宫全切术。切除宫颈有困难者也可行子宫全切术。

八、护理措施

（一）生活护理

（1）保持充足睡眠、合理营养，纠正贫血；鼓励早期下床活动，有利胃肠功能恢复。

（2）保持会阴清洁干燥，勤换消毒卫生垫。

（二）病情监测

（1）密切观察患者生命体征，注意阴道流血及腹痛情况。

（2）观察手术切口有无异常，体温有无升高；患者用药后有无异常反应。

（3）定期检查，监测肌瘤生长情况，根据病情变化调整处理方案。

（三）心理护理及健康教育

及时与患者及家属沟通，宣传有关医学知识，以消除患者思想顾虑，积极配合治疗。术后患者出院后 1 个月到门诊复查，术后 3 个月内禁止性生活及重体力劳动。非手术患者按医嘱用药，每 3～6 个月复查 1 次，增强患者自我保护意识，定期接受妇科检查，及时发现病情变化，及时处理。

第三节 输卵管肿瘤

输卵管肿瘤在妇女中发生率极低，良性更少见，常见为腺瘤样肿瘤，术前很难诊断，一般行患侧输卵管切除。

输卵管恶性肿瘤分原发和继发两种，继发肿瘤占 80% 左右，主要来源于子宫、卵巢。本节将重点阐述原发性输卵管癌。

原发性输卵管癌发生率甚低，约占妇科恶性肿瘤的 0.5%，多发生在绝经后（50～55 岁），由于部位隐匿及恶性程度高，发现时常为晚期。其病因尚不清楚，炎症可能与其发病相关。

一、病理

因来自于高度分化多能性的苗勒管上皮，输卵管癌可以分为浆液性腺癌、子宫内膜样癌及黏液性上皮癌。大体标本见病变多为单侧，双侧约占 1/3。输卵管膨大增粗，形似腊肠，肿块多在 3～6cm，癌瘤多发生在壶腹部，伞端常闭锁，因此，输卵管的增大除肿瘤的生长外，多由液体潴留和坏死组织积聚压迫管腔所致。镜下以乳头状腺癌为主（95%），大多为中、低分化，恶性度高。中等分化有乳头和腺样结构；高分化则以乳头为主。

二、转移

输卵管癌的转移方式包括局部蔓延、淋巴和血行转移。局部蔓延：可由开放的伞端直接种植到盆、腹腔；或经宫体向下侵犯宫颈及阴道；向对侧侵犯另一侧输卵管；也可穿透浆膜层扩散至腹膜及盆腔内邻近器官。淋巴转移：可直接转移至腹主动脉旁淋巴结，其转移率可高达 33%。部分输卵管淋巴引流可达髂血管淋巴结，或通过圆韧带至腹股沟淋巴结。血行播散：晚期患者可以通过血液循环转移至远处器官。

三、临床表现

（一）病史

（1）年龄：绝经后妇女，50～55 岁为好发年龄。

（2）约 70% 的输卵管癌有慢性输卵管炎病史，约 50% 有不孕史。

（二）症状

阴道排液、盆腔肿块、腹痛被认为是诊断该病的"三联征"。目前认为，"二联征"（阴道排液和盆腔包块）更为多见。

1.阴道排液

阴道水样分泌物是输卵管癌患者最具特殊性的症状。排出液为淡黄色或血性稀薄液体。

2.盆腔肿块

盆腔肿块位于子宫一侧或后下方可及 3～6cm 囊性或囊实性肿物，活动受限。

3.腹痛

大约半数患者有患侧间歇性钝痛或绞痛。盆腔脓肿刺激腹膜可致剧烈腹痛。

输卵管癌发展过程中，输卵管伞端被肿瘤组织所堵塞，当管内液体淤积，内压升高，为了克服峡部对液体的排除障碍，输卵管蠕动增强，临床出现腹痛，随后阴道排出淡黄色或血性稀薄液体，量可多可少，因而出现其他肿瘤所罕见的典型症状。即在腹痛发作后，阴道排液量增加，随即腹痛减轻，腹部肿块明显缩小，甚至消失。

（三）体征

1.腹部肿块

腹部肿块常在子宫一侧或后、下发方扪及囊性或囊实性肿物，大小不等，活动受限或固定。

2.腹水

腹水与卵巢癌不同，本病合并腹水者较少见。腹水可呈淡黄色或血性。

四、诊断

由于输卵管癌罕见，术前诊断率极低，常被误诊为卵巢癌或子宫内膜癌，或是在输卵管积水、输卵管积脓等的诊断下手术发现的。近年来，术前诊断率大大提高。

1.临床特征

有不正常阴道排液与出血、盆腔包块及患侧腹痛的"三联征"可作为本病的诊断依据。

2.实验室诊断

（1）阴道细胞学检查：具备二联征时，阴道细胞学检查阳性率达50%左右，特别在涂片中见到不典型腺上皮纤毛细胞，高度可疑为输卵管癌。如行宫腔或输卵管吸液可提高细胞学检测的阳性率。

（2）分段刮宫排除了宫颈癌和子宫内膜癌时，应考虑输卵管癌的诊断。子宫内膜检查：对于绝经后不规则阴道排液与出血者，应行分段刮宫或宫腔镜检查以排除宫颈管及内膜其他疾病。

（3）B超及CT、MRI扫描：可确定肿块位置、大小、性质及腹水情况，并了解盆腔其他器官及腹膜后淋巴结有无转移。

（4）血清CA125检测：CA125广泛存在于间皮细胞组织和苗勒管上皮及其衍生物所发生的肿瘤中，故CA125可以用来对输卵管癌进行诊断、监测及预后评估。

五、鉴别诊断

（一）附件炎性包块

仅凭盆腔肿块，很难区别性质如何。如有阴道排液，则应考虑输卵管癌。

（二）卵巢肿瘤

由于两者病变解剖位置临近，易造成诊断上的困难；卵巢良性瘤，一般表面光滑而活动良好；而输卵管癌肿块较固定且表面呈结节或腊肠样改变。此外，腹水、晚期盆、腹腔广泛种植与粘连多为卵巢恶性肿瘤。

（三）子宫内膜癌

有时也有阴道排液现象而与本病相混淆，区别要点是子宫内膜癌无子宫外肿块，诊刮可明确诊断。

（四）继发性输卵管癌

输卵管的继发性或转移性肿瘤远比原发性输卵管癌多见，常为其周围器官肿瘤直接蔓延侵犯，尤其是卵巢与宫体癌发病率较高，而输卵管又位于两者之间，因此，任何一方恶性肿瘤均可累及输卵管而难以鉴别是继发或是原发病灶。Finn和Jave于1949年提出如下病理标准以区分继发性输卵管癌：①输卵管黏膜上皮全部或部分被癌组织代替；②癌细胞与输卵管黏膜上皮类似；③子宫内膜和卵巢正常或有良性病变，或具有某些恶性病灶，但其大小分布与组织特点表明是由输卵管病变侵犯所致；④病变以输卵管黏膜为主，周围管壁肌层和输卵管系膜淋巴无或极少累及；⑤输卵管无结核性病变。

六、治疗

由于输卵管癌与卵巢癌在临床与转移途径上一致，与卵巢癌治疗手段基本相同，以手术为主，辅以化疗和放疗。

（一）手术治疗

原则同卵巢癌的肿瘤细胞减灭术，包括全子宫、双附件、大网膜及阑尾切除，对盆、腹腔脏器的转移种植病灶，应尽力彻底切除，必要时可行部分脏器切除。同时行后腹膜淋巴结清除术。

（二）化学治疗

黏膜壁受侵的患者，复发率约50%，术后应进行辅助化疗。多采用以顺铂为主的联合化疗（PAC方案）缓解率可达50%。如有盆腔残留灶或腹水，采用铂类为主的腹腔化疗，可取得明显疗效。性激素治疗仍在试用阶段。

（三）放射治疗

放射治疗适用于癌瘤浸润肌层及Ⅱ、Ⅲ期病例术后肉眼无残留、腹水及冲洗液细胞学阴性、淋巴无转移者。术后3~4周加用全腹3000cGY/5~6周、盆腔5000cGY/4~6周。

七、预后

影响输卵管癌患者预后的主要因素是期别、手术范围及肿瘤组织的分化程度等。由于输卵管癌腹腔播散的特性，5年生存率与原发灶穿透管壁的程度有关：黏膜内病变者为91%，黏膜壁受侵者为53%，输卵管黏膜穿透者为25%或略低。随着人们对本病认识的提高和新的诊治手段的应用，5年生存率有了很大提高，即使Ⅲ、Ⅳ期者5年生存率仍可达50%左右。早期及输卵管伞端闭锁患者预后较好。

积极预防和治疗输卵管炎是防止发生输卵管癌很好的预防措施。

第三章 生殖内分泌疾病

第一节 功能失调性子宫出血

功能失调性子宫出血（dysfunctional uterine bleeding，DUB）简称功血，是由于性腺轴功能失调，而并非器质性病变引起的异常子宫出血。无排卵性功血多见于青春期及绝经过渡期女性，有排卵性功血多见于生育期女性。

一、无排卵性功能失调性子宫出血

（一）临床表现

最常见的症状是子宫不规则出血。表现为月经周期紊乱，经期长短不一，经量多少不一。出血期间一般无腹痛或其他不适，出血时间长或多常呈贫血貌，大量出血时可导致休克。异常子宫出血包括。月经过多：周期规则，经期延长（超过 7d），或经量过多（超过80mL）。子宫不规则过多出血：周期不规则，经期延长，经量增多。子宫不规则出血：周期不规则，经期延长而经量正常。月经过频：月经稀发，周期缩短，不足 21d。

（二）病因与病理

1.病因

正常月经是基于排卵后黄体生命期结束，雌激素和孕激素撤退，使子宫内膜功能层皱缩坏死而脱落出血。无排卵性功血好发于青春期和绝经过渡期，也可以发生于生育期。在青春期，下丘脑-垂体-卵巢轴激素间的反馈调节尚未成熟，大脑中枢对雌激素的正反馈作用存在缺陷，FSH 呈持续低水平，无促排卵性 LH 陡直高峰形成而不能排卵；在绝经过渡期，卵巢功能不断衰退，卵巢对垂体促性腺激素的反应性低下，卵泡发育受阻而不能排卵；生育期妇女有时因应激等因素干扰，也可发生无排卵。因卵巢不排卵，导致子宫内膜受单一雌激素刺激且无孕酮对抗下持续增生，发生雌激素突破性出血或雌激素水平下降而发生撤退性出血。

2.病理

（1）子宫内膜增生症。①单纯型增生：镜下特点是腺体密集、腺腔囊性扩大，犹如瑞士干酪，腺上皮为单层或假复层，细胞呈高柱状，无异型性；间质也有增生，发展为子宫内膜腺癌的概率约为 1%。②复杂型增生：腺体增生明显，出现背靠背现象。腺上皮高度增生，致使间质减少。腺上皮细胞呈复层排列，但细胞无不典型性改变。发展为子宫内膜腺癌的概率约为 3%。③不典型增生：指腺体增生并有细胞不典型。表现为腺上皮细胞增生，层次增多，排列紊乱，核深染，见分裂象，核浆比例增加。此类改变不属于功血范畴。

（2）增殖期子宫内膜：子宫内膜形态表现与正常月经周期中的增生期内膜无区别，只是在月经周期后半期甚至月经期仍表现为增生期形态。

（3）萎缩型子宫内膜：子宫内膜萎缩菲薄，腺体少而小，腺管狭而直，腺上皮为单层立方形或低柱状细胞，间质少而致密，胶原纤维相对增多。

（三）诊断与鉴别诊断

1.诊断

主要依据病史、体格检查及辅助检查做出诊断。

（1）病史：详细了解异常子宫出血的类型、发病时间、病程经过、出血前有无停经史及以往治疗经过。

（2）体格检查：包括妇科检查和全身检查，排除生殖器官及全身性器质性病变。

（3）辅助检查。①诊断性刮宫：适用于已婚者，可达到止血、诊断及治疗的目的。刮出物必须送病理检查。了解有无排卵及黄体功能情况应于月经前或月经来潮 6h 内刮宫。不规则阴道出血或阴道大量出血，应随时刮宫。②B 型超声检查：了解子宫形态、内膜情况。③基础体温测定：单相型提示无排卵。④激素测定：可了解有无排卵及黄体情况。⑤凝血功能测定：除外血液系统疾病。

2.鉴别诊断

应排除异常妊娠或妊娠并发症：如流产、异位妊娠、葡萄胎等。生殖器官肿瘤：如子宫内膜癌、宫颈癌、子宫肌瘤等。生殖器官感染：如子宫内膜炎、子宫肌炎、生殖道支原体和衣原体感染等。全身性疾病：如血液病、肝肾衰竭等。激素类药物使用不当及宫内节育器或异物引起的子宫不规则出血。

（四）处理

1.一般治疗

对于贫血者补充铁剂、维生素 C、蛋白质，必要时输血。出血时间长者给予抗生素预防感染。

2.药物治疗

功血的一线治疗方法。青春期及生育期无排卵性功血以止血、调整周期、促排卵为主；绝经过渡期功血以止血、调整周期、减少经量、防止子宫内膜病变为治疗原则。

（1）止血：对少量出血的患者，使用最低有效剂量性激素，减少药物不良反应。

雌激素：应用大剂量雌激素可迅速促使子宫内膜生长，短期内修复创面而止血，适用于急性大量出血时。口服结合雌激素 2.5mg，每 4～6h1 次，血止后每 3d 递减 1/3 量直至维持量 1.25mg，每日 1 次，血止后第 21d 停药。孕激素：止血机制是使雌激素作用下持续增生的子宫内膜转化为分泌期，使内膜不再增厚。停药后子宫内膜脱落较完全，可起到药物性刮宫的作用，从而达到止血效果。适用于体内有一定雌激素水平的功血患者。可使用炔诺酮 5mg，每 8h1 次，血止后每 3d 递减 1/3 量直至维持量每日 2.5～5.0mg，用至血止后第 21d 停药。

雄激素：雄激素有拮抗雌激素、增强子宫平滑肌及子宫血管张力的作用，减少盆腔充血而减少经量。适用于绝经过渡期功血，大出血时单独应用效果不佳。

联合用药：青春期和生育期功血患者，口服复方低剂量避孕药，于月经第 1 天开始，连服 21d，停药 7d，28d 为 1 个周期。急性大出血者可口服复方单相避孕药，每 6～8h1 片，血止后第 3 天递减 1/3 量直至维持量，共 21d 停药。

宫内孕激素释放系统：常用于治疗严重月经过多。含孕酮或左炔诺孕酮的宫内节育器放置宫腔，使孕激素在局部直接作用于子宫内膜，常能有效减少经量，有时甚至出现闭经。

（2）调整月经周期：对于青春期和生育期无排卵性功血患者，使其建立正常的月经周期及诱导正常月经的建立。对绝经过渡期患者需控制出血、预防子宫内膜增生性病变甚至子宫内膜癌的发生。

雌激素、孕激素序贯疗法：即人工周期。适用于青春期功血或生育期功血内源性雌激素水平较低者。雌激素自月经来潮第 5 天起用药，戊酸雌二醇 2mg 或结合雌激素 1.25mg，每晚 1 次，连服 21d，至服药第 11d，每日加用醋酸甲羟孕酮 10mg，连用 10d。用药 3 个周期后，若正常月经仍未建立，应重复上述序贯疗法。

雌激素、孕激素联合法：适用于生育期功血内源性雌激素水平较高者或绝经过渡期功血者。开始即用孕激素以限制雌激素促进内膜生长作用，减少撤药性出血，其中雌激素可预防治疗过程中孕激素突破性出血。常用低剂量给药，可用口服避孕药自月经来潮第 5 天起，每晚 1 片，连服 21d，1 周为撤退性出血间隔，连用 3 个周期为 1 个疗程。对停药后仍未建立正常月经周期者，可重复。

后半周期疗法：适用于青春期或活组织检查为增殖期内膜功血者。

（1）促排卵：主要用于有生育要求的无排卵性功血患者，可针对病因采取促排卵治疗。

（2）3.手术治疗

（1）刮宫术：适用于急性大出血或存在子宫内膜癌高危因素的功血患者，可起到止血和取得病理的作用。

（2）子宫内膜切除术：利用宫腔镜下电切割、激光、滚动球电凝或热疗等方法，使子宫内膜组织凝固或坏死。

（3）子宫切除术：患者经各种治疗效果不佳，无生育要求，可知情选择接受子宫切除。

二、排卵性功能失调性子宫出血

有排卵性功血较无排卵性功血少见，多发生于生育期妇女。患者能自行排卵，但黄体功能异常。常见有两种类型：黄体功能不足和子宫内膜不规则脱落。

（一）黄体功能不足

月经周期中有卵泡发育及排卵，但黄体期孕激素分泌不足或黄体过早衰退导致子宫内膜分泌反应不良和黄体期缩短。

1.临床表现

主要表现为月经周期缩短。有时月经周期虽在正常范围内，但卵泡期延长、黄体期缩短，以致患者不易受孕或在孕早期流产。

2.病因及病理

（1）病因：黄体健全发育的必要前提是有足够水平的 FSH 和 LH 及卵巢对 LH 的良好反应。造成黄体功能不足有多种因素：神经内分泌调节功能紊乱导致卵泡期垂体分泌 FSH 缺乏，雌激素分泌减少，从而对垂体及下丘脑正反馈不足；LH 脉冲峰值不高及排卵峰后 LH 低脉冲缺陷，导致孕激素分泌减少；卵巢本身发育不良，卵泡期颗粒细胞 LH 受体缺陷，使子宫内膜分泌反应不足。部分黄体功能不足可由高催乳素血症引起。此外，生理性因素也可出现黄体功能不足。

（2）病理：子宫内膜形态一般表现为分泌期内膜腺体分泌不良，间质水肿不明显或腺体与间质发育不同步。内膜活检显示分泌反应落后 2d。

3.诊断

根据月经周期缩短、不孕或孕早期时流产病史，基础体温双相型，但高温相短于 11d；子宫内膜活检显示分泌反应至少落后 2d，并排除引起功血的生殖器官器质性病变，即可做出诊断。

4.处理

（1）促进卵泡发育：卵泡期使用低剂量雌激素，可协同 FSH 促进优势卵泡发育；氯米芬，可通过与内源性雌激素受体竞争性结合而促使垂体释放 FSH 和 LH，达到促进卵泡发育的目的。

（2）促进月经中期 LH 峰形成：在检测到卵泡成熟时，使用绒促性素 5000～10000U 一次或分两次肌内注射，达到不使黄体过早衰退和提高其分泌孕酮的效果。

（3）黄体功能替代疗法：一般选用天然黄体酮制剂。自排卵后开始肌内注射黄体酮 10mg/d，共 10～14d，以补充黄体分泌孕酮不足。

（二）子宫内膜不规则脱落

1.临床表现

主要表现为月经周期正常，但月经期延长，达 9～10d，且出血量多。

2.病因与病理

（1）病因：下丘脑—垂体—卵巢轴调节功能紊乱，或溶黄体机制失常，引起黄体萎缩不全，内膜持续受孕激素影响，以致不能如期完整脱落。

（2）病理：正常月经第 3～4d 时，分泌期子宫内膜已完全脱落。黄体萎缩不全时，残留的分泌期内膜与出血坏死组织及新增生的内膜混合共存。

3.诊断

临床表现为经期延长，基础体温双相型，但下降缓慢。在月经第 5～6d 行诊断性刮宫，仍可见到分泌期内膜，病理检查作为确诊依据。

4.处理

（1）孕激素：有生育要求者肌内注射黄体酮注射液。无生育要求者也可口服单相口服避孕药，于月经周期第 5 天开始，1 片/d，连续 21d 为 1 个周期。

（2）绒促性素：用法同黄体功能不足，HCG 有促进黄体功能的作用。

第二节　闭经

闭经（amenorrhea）是妇产科临床的一种常见症状，表现为无月经或月经停止。习惯上将闭经分为原发性闭经与继发性闭经。原发性闭经是指女性年满 16 岁，虽有第二性征，而月经未来潮，或年满 14 岁，未出现第二性征也无月经。继发性闭经是指：按原有月经周期计算停经 3 个周期以上或正常月经建立后月经停止 6 个月。青春前期、妊娠期、哺乳期、绝经过渡期及绝经后期出现的月经不来潮称生理性闭经。本节主要讨论病理性闭经。

一、病因及分类

正常月经的建立和维持有赖于下丘脑-垂体-卵巢轴的神经内分泌调节，以及靶器官子宫内膜对性激素的周期性反应，其中任何一个环节发生障碍就会出现月经失调，甚至闭经。

（一）子宫性闭经及隐经

子宫内膜缺如或受到破坏或对卵巢激素不能做出反应产生周期性变化，无剥脱和出血，称为子宫性闭经。如子宫内膜功能完好，可以对卵巢激素做出反应，仅由于经血排出通道受阻，经血不能流出，称为假性闭经，亦称隐经。

1.米勒管发育不全综合征

米勒管发育不全综合征是由于副中肾管发育障碍引起的先天畸形。表现为原发闭经。生殖道的缺陷包括始基子宫或无子宫、无阴道。卵巢发育及功能正常，故第二性征正常，约34%的本征患者合并泌尿道畸形，12%有骨骼畸形。

2.Asherman 综合征

又称创伤性宫腔粘连。是指人工流产、中孕引产或足月分娩后以及诊断性刮宫、子宫内膜切除等手术后发生的宫腔粘连。视子宫内膜损伤后宫腔粘连的面积及程度，患者可表现为月经过少或闭经。

3.无孔处女膜

月经初潮后因处女膜无孔，经血不能外流，渐形成阴道血肿，宫腔积血，输卵管血肿，盆腔积血。临床表现为原发闭经伴周期性下腹坠胀疼痛，进行性加重。腹部检查可扪及一触痛明显的包块，有深压痛。妇科检查可见处女膜膨出，无开口表面呈紫蓝色。

4.阴道横膈及阴道闭锁

完全性阴道横膈及阴道闭锁因经血排出障碍，出现原发闭经，周期性下腹痛等类似于无孔处女膜的临床表现。阴道闭锁者常合并外生殖器发育不良。

（二）卵巢性闭经

卵巢的先天性发育小全或功能缺陷，使卵巢分泌的激素水平低下或缺乏周期性变化而发生闭经。

1.特纳综合征（Turner's syndrome）

因缺少一个 X 染色体或其分化不完全引起。核型为 45，XO 或 45，XO/46，XX 或 45，

XO/47，XXX。

表现为卵巢不发育及由此引起的原发性闭经，第二性征不发育，子宫发育不良。患者面容呆板，身材矮小，常有蹼颈、盾胸、后发际低、肘外翻、腭高耳低、鱼样嘴等临床特征，可伴主动脉缩窄及肾、骨骼畸形。

2.单纯性腺发育不全

患者染色体核型为 46，XX 或 46，XY，先天性卵巢发育不全。临床表现为原发闭经，第二性征不发育或发育不良，内外生殖器一定程度地发育不良，体格发育无异常，卵巢呈条索状，内无生殖细胞或各级卵泡。

3.卵巢抵抗综合征

又称卵巢不敏感综合征，由于卵巢的胞膜受体缺陷，不能对促性腺激素产生反应。临床表现为原发闭经，第二性征及生殖器发育不良，卵巢形态饱满，内有众多始基卵泡，少有窦状细胞。卵巢激素水平低下，促性腺激素水平明显增高，使用外源性促性腺激素很难使卵泡发育。

4.卵巢早衰（premature ovarian failure，POF）

40 岁前绝经者称卵巢早衰，表现为继发性闭经，常伴更年期症状。具低雌激素及高促性腺激素特征。卵巢内无卵母细胞或虽有原始卵泡，但对促性腺激素无反应。病因以特发性即无明确诱因的卵巢萎缩及过早绝经最常见，另外自体免疫病亦可引起本病。

5.卵巢功能性肿瘤

产生雄激素的睾丸母细胞瘤、卵巢门细胞瘤等，由于过量的雄激素抑制下丘脑-垂体-卵巢功能而闭经。

分泌雌激素的颗粒-卵泡膜细胞瘤，因持续分泌雌激素抑制了排卵，使子宫内膜增生过长而短暂闭经。

6.多囊卵巢

由于持续无排卵和雄激素过多引起，表现为闭经、不孕、多毛、肥胖，双侧卵巢增大，LH/FSH 比率高于正常。

（三）垂体性闭经

垂体前叶器质性病变或功能失调均影响促性腺激素的分泌，继而致卵巢功能低落而引起闭经。

1.席汉综合征

由于产后大出血，特别是伴有较长时间低血容量休克，引起垂体前叶缺血坏死，而造成垂体功能不全，继发垂体前叶多种激素分泌减退，出现闭经、无乳、性欲减退、毛发脱落、第二性征衰退、生殖器官萎缩，还可出现畏寒、嗜睡、低血压及基础代谢率降低。

2.垂体肿瘤

位于蝶鞍内的腺垂体各种腺细胞可发生催乳激素腺瘤、生长激素腺瘤、促甲状腺激素腺瘤、促肾上腺皮质激素腺瘤以及无功能的，垂体腺瘤。不同类型的肿瘤可出现不同症状，但都有闭经表现，这是因为肿瘤压迫分泌细胞，使促性腺激素分泌减少所致。常见的催乳激素细胞肿瘤可引起闭经溢乳综合征。

3.空蝶鞍综合征

因先天性或后天性原因（腺瘤手术和放射治疗）导致鞍隔不完整，使蛛网膜下腔疝入蝶鞍窝内。疝囊内积聚的脑脊液使垂体受压缩小，蝶鞍扩大，酷似空泡状。如压迫垂体柄，可出现高催乳素血症，常见症状为闭经、溢乳、不育，可伴有多种垂体激素缺乏。X线检查仅见蝶鞍稍增大；CT或MRI检查则精确显示，在扩大的垂体窝中，可见萎缩的垂体和低密度的脑脊液。

（四）下丘脑性闭经

下丘脑性闭经是最常见的一类闭经，以功能性原因为主。下丘脑弓状核含有传导神经内分泌的神经元，接受多处脑区的神经冲动，汇合成信号促使脉冲式释放GnRH。在卵泡期为维持正常卵泡功能，约每90min有一次GnRH脉冲频率，若脉冲式分泌模式异常，包括频率、幅度及量的变化，将导致卵泡发育障碍而闭经。

1.假孕

患者因渴望生育而抑郁，出现闭经、乳汁分泌，自认为怀孕，还可出现早孕样反应。

但一旦向患者否定了妊娠的诊断，LH、PRL、及 E_2、P 水平急剧下降，月经可来潮。

2.精神性闭经

因精神刺激应激，引起下丘脑-垂体-卵巢功能失调，导致闭经。发病机制可能是由于应激状态时，下丘脑分泌促肾上腺皮质激素释放因子亢进，使内源性阿片肽、多巴胺升高，抑制 GnRH 神经元的脉冲释放而闭经。

3.神经性厌食症

神经性厌食症是一种严重的甚至可以致死的进食行为障碍。患者为保持体型而强迫节食或因受到身体精神刺激而引起下丘脑功能失调。表现为精神性厌食，严重消瘦而闭经，GnRH 浓度降至青春期前水平，以致使性腺激素水平低下而发生闭经。

4.运动性闭经

原因是多方面的。脂肪组织是雄激素系统芳香化酶催化成雌激素的主要场所，初潮发生和月经的维持有赖于一定比例（17%～20%）的机体脂肪，体脂减少可引起闭经。此外，运动剧增后 GnRH 的释放受到抑制也可引起闭经。

5.药物性闭经

长期应用抗精神病药物如吩噻嗪衍生物（氯丙嗪、奋乃静等），甾体类避孕药及利血平、灭吐灵、鸦片、地西泮等，可出现闭经和异常乳汁分泌。其机制是通过下丘脑抑制催乳激素抑制因子或多巴胺的释放，使催乳激素升高而导致溢乳。而 GnRH 分泌不足或 FSH、LH 对 GnRH 反应迟钝，则引起闭经。此种药物性抑制常是可逆的，一般在停药后 3～6 个月后月经自然恢复。

6.颅咽管瘤

颅咽管瘤为一先天生长缓慢而多为囊性的肿瘤。多位于蝶鞍之上，少数位于蝶鞍内。肿瘤增大压迫下丘脑和垂体柄时，引起颅压增高、视力障碍、闭经、生殖器官萎缩、肥胖等症状，称肥胖生殖无能营养不良症。

（五）其他内分泌疾病

甲状腺、肾上腺、胰腺等功能紊乱也可引起闭经，常见的疾病为甲状腺功能减退或亢进；肾上腺皮质功能亢进；肾上腺皮质肿瘤。

二、诊断

闭经是一种症状，诊断时首先必须寻找引起闭经的原因，即异常发生在下丘脑-垂体-卵巢轴的哪一环节，然后再确定是何种疾病所引起。

（一）询问病史

询问闭经时间、有无诱因，伴随症状，做过什么检查及结果，药物治疗剂量用法及疗效。了解自幼生长发育过程，有无先天性缺陷或其他疾病。详细询问月经史，包括初潮年龄、第二性征、发育情况、月经周期、经期、经量等。已婚妇女需注意其生育史及产后并发症。还应询问其家族史有无类似患者，父母是否近亲结婚。

（二）体格检查

测量身高、体重，检查全身发育状况，有无畸形；有无特殊面貌、四肢与躯干比例；观察精神状况、智力发育、营养和健康状况。第二性征如毛发分布、乳房发育、有无乳汁分泌、有无喉结。妇科检查应注意内外生殖器的发育，有无先天缺陷、畸形，腹股沟区有无肿块。

（三）辅助诊断方法

1.药物撤退试验

（1）孕激素试验：方法为肌内注射黄体酮 20mg/d，连续 3～5d；或安宫黄体酮 10mg/d，连续 5d，停药后 3～7d 内有阴道流血者为阳性，提示下生殖道通畅，内膜已受一定水平的雌激素影响，为Ⅰ度闭经。无阴道流血者为阴者，在排除妊娠后，提示下生殖器不正常或子宫内膜异常或体内雌激素水平低落。

（2）雌孕激素序贯试验：适用于孕激素试验阴性的闭经患者。方法为口服乙蔗酚 1mg/d 或用孕雌酮 1.25～2.5mg/d，连续 20d，最后 3～5d，继以肌内注射黄体酮 20mg/d，或最后 10d 给安宫黄体酮 10mg/d，停药后 3～7d 内有阴道流血者为阳性，提示子宫内膜反应正常，为Ⅱ度闭经。若无阴道流血者为阴性，提示子宫或其内膜不正常，为子宫性闭经。

2.内分泌检查

（1）卵巢功能检查：①靶器官反应检查：包括基础体温测定、宫颈黏液评分、阴道脱落细胞检查、子宫内膜活检或诊断性刮宫。②血甾体激素测定：做雌二醇、孕酮及睾酮测定。取样前应肯定至少 1 个月内未用过激素药物，根据检查的目的选择取血时间，结果的解释须结合临床。③卵巢兴奋试验：又称尿促性素（HMG）刺激试验。用 HMG75～150U/d 肌内注射，连用 4d，自开始注射第 6d 起，用上述方法了解卵巢能否产生雌激素。若卵巢对垂体激素无反应，提示病变在卵巢；若卵巢有反应，则病变在垂体或垂体以上。

（2）垂体功能检查：①血 PRL、FSH、LH 测定：多用放射免疫法。PRL 正常值为 0～20μg/L，PRL＞25μg/L 时称高催乳素血症。PRL 升高时应进一步做头颈 X 线摄片或 CT 检查，排除垂体肿瘤，月经周期中 FSH 正常值为 5～20U/L，LH 为 5～25U/L，若 FSH＞40U/L，提示卵巢功能衰竭；若 LH＞25U/L，高度怀疑为多囊卵巢；若 FSH、LH 均＜5U/L，提示垂体功能减退，病变可能在垂体或下丘脑。②GnRH 兴奋试验：用以了解垂体功能减退起因于垂体或下丘脑。将 GnRH25μg/L 于 2mL 生理盐水静脉推注，在注入前与注入后 25，45，90，180min 分别取血以放射免疫法测定 LH、FSH，若 25min 时 LH 值较基础上升 3～5 倍，FSH 值在 45min 时上升 2～5 倍，为正常反应，提示垂体功能正常。若 LH 值上升倍数＜3，FSH 反应倍数＜2 或无反应，提示垂体功能低下。若 LH 较基础值明显升高，FSH 升高不明显，伴有 LH/FSH 比值＞3 时，GnRH 兴奋试验反应亢进者提示多囊卵巢综合征。③其他垂体激素：如生长激素的测定及功能试验，适用于闭经者身材矮小，或疑肢端肥大症，垂体无功能细胞瘤。

（3）肾上腺皮质功能检查：可测定血游离 T_3、T_4 及 TSH 浓度和做功能试验。

（4）甲状腺功能检查：可测空腹血糖、胰岛素浓度，做糖耐量试验。

3.影像学检查

（1）B 超：可观察盆腔有无肿块，子宫形态大小及内膜厚度，卵巢大小、卵泡数目，有无肿块、腹水，动态监测卵泡发育及排卵情况。

（2）子宫输卵管造影：了解宫腔形态大小及输卵管情况，用以诊断生殖系统发育不良、畸形、结核及宫腔粘连等病变。

（3）电子计算机断层扫描（CT）或磁共振成像（MRI）：用于盆腔及头部蝶鞍区检查，有助于分析盆腔肿块的性质，诊断空泡蝶鞍、垂体微小腺瘤等。

4.宫腔镜检查

有助于明确子宫性闭经的病变性质，例如了解宫腔粘连的部位、范围、估计粘连的组织学类型及月经恢复的可能性。

5.腹腔镜检查

可直视下观察卵巢的外观，做卵巢活检可确定有无卵泡及确认卵睾，还可观察子宫的形态、卵巢肿块、输卵管及盆腔腹膜的病变。

6.染色体检查

原发闭经患者应常见检查外周血染色体，对鉴别先天性卵巢发育不全的病因、性畸形的病因，及指导临床处理皆有意义。

三、治疗

（一）全身治疗

女性生殖器官是整体的一部分，闭经的发生与神经内分泌的调控有关。若闭经由于潜在的疾病或营养缺乏引起，应积极治疗全身性疾病，提高机体体质，供给足够的营养，保持标准体重。若闭经受应激或精神因素影响，则应耐心地心理治疗，消除精神紧张和焦虑。

（二）病因治疗

闭经若由器质性病变引起，应针对病因治疗。先天性畸形，如处女膜闭锁、阴道横隔或阴道闭锁均可手术切开或成形术，使经血畅流。诊断为结核性子宫内膜炎者，应积极抗结核治疗。卵巢或垂体肿瘤患者诊断明确后，应根据肿瘤的部位、大小和性质制订治疗方案。

（三）激素治疗

先确定患者为正常、高或低促性腺激素性闭经，据此给予不同的治疗方案。

1.正常促性腺激素性闭经

（1）Asherman 综合征的治疗：宫腔镜下分离粘连，插入小儿导尿管持续 7d，保持通畅。

（2）大剂量雌激素和孕激素序贯治疗：即妊马雌酮2.5mg/d，共用21d，甲羟孕酮10mg/d，共用7d（最后7d），共用6个月，以重建子宫内膜。

2.高促性腺激素性闭经

（1）雌、激素替代治疗：适用于无子宫者。妊马雌酮0.625～1.25mg/d（自小剂量开始），连服21d，停药1周后服用药。

（2）雌孕激素序贯治疗：妊马雌酮0.625mg/d，自出血第5天起，连服20～22d；后10～12d配伍甲羟孕酮6～10mg/d。

以上两种疗法的目的是：①促进第二性征发育，缓解低雌激素症状。②负反馈，抑制FSH、LH，停药后月经或能恢复，也可作为试用促排卵药的准备治疗。③防止骨质疏松及心血管疾病。

3.低促性腺激素性闭经

（1）无生育要求病例：采用周期性孕激素疗法，即甲羟孕酮10mg/d，连续口服12d，每8周1次。

（2）要求生育病例：以下各种促排卵药物可单用或联合应用。治疗期间加强监测，警惕可能并发卵巢过度刺激综合征。

①氯米芬（CC）：50～100mg/d，口服，连续5d，自撤药性出血第5天开始。用药剂量从小量开始，若无效，下一周期可逐步加量。②尿促性素（HMG）：自撤药出血第5天起，每日肌内注射HMG1支，连续7d，无反应时加至每日2支，至宫颈黏液评分≥8分，B型超声测定卵泡直径≥18mm，停用HMG，加南HCG10kU肌内注射，以诱发排卵。③促性腺激素释放激素激动剂（GnRHa）：于撤药性出血第5天开始，每日皮下注射GnRHa50～100μg，连续7～10d；待卵泡不成熟时改为每日2次，共2d。也可加用HCG诱发排卵。④溴隐亭：适用于高催乳激素血症伴正常垂体或垂体微腺瘤者。根据血PRL水平每日口服溴隐亭2.5～7.5mg，从小剂量开始。⑤甲状腺粉：适用于甲状腺功能低下引起的闭经。用法30～40mg，口服，每日1～3次，连续服用，根据患者症状及基础代谢率调整剂量。⑥肾上

腺皮质激素：适用于先天性肾上腺皮质功能亢进所致闭经，一般用泼尼松或地塞米松。

（四）手术治疗

针对各种器质性病因，采用相应的手术治疗。

1.生殖器畸形

如处女膜闭锁、阴道闭锁及阴道横隔，可做切开或成形术。

2.Ashenman 综合征

多采用宫腔镜下直视分离粘连，后加用大剂量雌激素和放置宫腔内节育环的治疗方法。

3.肿瘤

卵巢肿瘤一经确诊应予手术治疗；中枢神经系统肿瘤应根据肿瘤部位、大小及性质制订治疗方案。

第三节　高泌乳素血症

机体受到内外环境因素（生理性或病理性）的影响，血中催乳激素（PRL）水平升高，其升高值达到或超过 30ng/mL 时，称高泌乳血症（HPRL）。发生高泌乳血症时，除有泌乳外常伴性功能低下，女性则有闭经不孕等表现。若临床上妇女停止授乳半年到 1 年仍有持续性溢乳，或非妊娠妇女有溢乳伴有闭经者，称闭经-溢乳综合征（AGS）。HPRL 在妇科内分泌疾患中较常见，其发病率约 29.8%（12.9%～75%）。引起催乳激素增高的原因十分复杂。

一、催乳激素的来源和内分泌调节

PRL 来源于垂体前叶分泌细胞，妊娠和产褥期此种分泌细胞占垂体 20%～40%，其余时间占 10%。下丘脑分泌多巴胺，经门脉系统进入垂体抑制 PRL 的分泌。也有人认为下丘脑分泌 PRL 抑制因子（PIF）抑制 PRL 分泌。下丘脑的促甲状腺释放激素（TRH）在促使垂体释放促甲状腺激素（TSH）的同时又能促使 PRL 的释放。5-羟色胺亦可促使 PRL 的分泌。通常 PRL 的分泌是受下丘脑的控制和调节。正常情况下，PRL 主要受下丘脑的持续性抑制控制。

二、病因

正常情况 PRL 的分泌呈脉冲式释放，其昼夜节律对乳腺的发育、泌乳和卵巢功能起重要调节作用，一旦此调节作用失衡即可引起 HPRL。

（一）生理性高催乳素血症

日常的生理活动可使 PRL 暂时性升高，如夜间睡眠（2～6Am），妊娠期、产褥期3～4周，乳头受吸吮性刺激、性交、运动和应激性刺激，低血糖等均可使 PRL 有所升高，但升高幅度不会太大，持续时间不会太长，否则可能为病理状态。

（二）病理性高催乳素血症

1.下丘脑一垂体病变

（1）垂体 PRL 腺瘤是造成高催乳素血症主要原因，一般认为大于 10mm 为大 PRL 腺瘤，小于 10mm 称 PRL 微腺瘤，一般说来血中 PRL 大于 250ng/mL 者多为大腺瘤，100～250ng/mL 多为微腺瘤。随着 CT、MRI、放免测定使 PRL 腺瘤的检出率逐年提高。微小腺瘤有时临床长期治疗观察中才能确诊。

（2）颅底炎症、损伤、手术，空泡蝶鞍综合征，垂体柄病变、压迫等亦可引起发病。

2.原发性和/或继发性甲状腺功能低下

由于甲状腺素分泌减少，解除了下丘脑一垂体的抑制作用，使 TRH 分泌增加，从而使 TSH 分泌增加，也刺激 PRL 分泌增加并影响卵巢与生殖功能。

（三）医源性高催乳血症

药物治疗其他疾病时往往造成 PRL 的增高。

1.抗精神失常药物

氯丙嗪、阿米替林、丙咪嗪、舒必利、安坦、罗拉、奋乃近、眠尔通、胃复安、灭吐灵等，以上药物可影响多巴胺的产生，影响 PIF 的作用而导致 PRL 分泌增多。

2.甾体激素

雌激素和口服避孕药可通过对丘脑抑制 PIF 的作用或直接刺激 PRL 细胞分泌，使 PRL

升高。

3.其他药物

α-甲基多巴、利血平、苯丙胺、异烟肼、吗啡等也可使 PRL 升高。

（四）其他疾病

亦可同时引起 PRL 的升高，例如：未分化支气管肺癌、肾上腺瘤、胚胎癌、阿狄森氏病、慢性肾衰竭、肝硬化、妇科手术、乳头炎、胸壁外伤、带状疱疹等。

（五）特发性闭经-溢乳综合征

此类患者与妊娠无关，临床亦查不到垂体肿瘤或其他器质性病变，许多学者认为可能系下丘脑-垂体功能紊乱，促性腺激素分泌受到抑制，而 PRL 分泌增加。其中部分病例经数年临床观察，最后发现垂体 PRL 腺瘤，故此类患者可能无症状性潜在垂体瘤。所以对所有 HPRL 患者应定期随诊，早期发现肿瘤。

三、临床表现

（一）月经失调一闭经

当 PRL 升高超过生理水平时，则对性功能有影响，可表现功能性出血、月经稀发以至闭经。有人报告 PRL 小于 60ng/mL 仅表现月经稀发，PRL 大于 60ng/mL 易产生闭经。月经的改变可能是渐进而非急剧的变化，病早期时可能有正常排卵性月经，然后发展到虽有排卵而黄体功能不全、无排卵月经、月经稀发以至闭经。

（二）溢乳

溢乳的程度可表现不同，从挤压出一些清水或乳汁到自然分泌出不等量的乳汁。多数患者在检查乳房时挤压乳房才发现溢乳。有人报道，当 PRL 很高时则雌激素很低，而泌乳反停止，故溢乳与 PRL 水平不呈正相关。

（三）不孕/习惯性早期流产史

（1）高 PRL 血症伴无排卵，即使少数患者不闭经，但从 BBT、宫内膜活检及孕酮测定均证实无排卵，所以常有原发不孕。

（2）高 PRL 血症伴黄体功能不全，主要表现为：①BBT 示黄体期短于 12d，黄体期温度上升不到 0.3℃。②宫内膜活检显示发育迟缓。③黄体中期孕酮值小于 5ng/mL。故高 PRL 血症患者易不孕，有习惯性早期流产史。

（四）其他表现

若发病在青春期前，第 2 性征不发育。成年妇女可有子宫萎缩，性功能减退，部分患者由于雌素水平低落而出现更年期症状。微小腺瘤（小于 1cm 直径）时，很少有自觉症状，肿瘤长大向上压迫视交叉时，则有头痛、视力障碍、复视、偏盲、甚至失明等。

四、诊断

（一）病史及体格检查

重点了解月经史、婚育史、闭经和溢乳出现的始因、诱因、全身疾病史和引起 HPRL 相关的药物治疗史。查体时应注意有无肢端肥大和黏液性水肿。妇科检查了解性器官和性征有无萎缩或器质性病变。乳房检查注意乳房发育、形态、有无肿块、炎症、观察溢乳（多用双手轻挤压乳房）溢出物性状和数量。

（二）内分泌检查

1.PRL 的测定

取血前患者至少 1 个月未服用激素类药物或多巴胺拮抗剂，当天未做乳房检查，一般在晨 8～10 点空腹取血，取血前静坐半小时，两次测定值均不低于 30ng/mL 为异常。药物引起的 HPRL 很少超过 80ng/mL，停药后则 PRL 恢复正常。当 PRL 大于 100ng/mL 时应首先除外垂体瘤可能性。一般认为 PRL 值的升高与垂体瘤体积呈正相关。巨大腺瘤出血坏死时 PRL 值可不升高。需指出的是目前所用 PRL 放免药盒仅测定小分子 PRL（MW25000），而不能测定大/超大分子（MW5 万～10 万）PRL，故某些临床症状明显而 PRL 正常者，不能排除所谓隐匿型高泌乳素血症。

2.其他相关内分泌测定

各种原发的或继发的内分泌疾病均可能与高泌乳血症有关。除测定 PRL 外应测 FSH、LH、E_2、P，了解卵巢及垂体功能。TRH 测定除外原发性甲状腺功能低下，肾上腺功能检查和生长激素测定等。

（三）泌乳素功能试验

1.泌乳素兴奋试验

（1）促甲状腺激素释放激素试验（TRHTest）：正常妇女 1 次静脉注射 TRH100～400μg 后，25～30minPRL 较注药前升高 5～10 倍，TSH 升高 2 倍，垂体瘤不升高。

（2）氯丙嗪试验：氯丙嗪促进 PRL 分泌。正常妇女肌内注射 25～50mg 后 60～90min 血 PRL 较用药前升高 1～2 倍。持续 3h，垂体瘤时不升高。

（3）灭吐灵试验：该药为多巴胺受体拮抗剂，促进 PRL 合成和释放。正常妇女静脉注射 10mg 后 30～60min，PRL 较注药前升高 3 倍以上。垂体瘤时不升高。

2.泌乳素抑制试验

（1）左旋多巴试验：该药为多巴胺前体物，经脱羧酶作用生成多巴胺，抑制 PRL 分泌。正常妇女口服 500mg 后 2～3hPRL 明显降低。垂体瘤时不降低。

（2）溴隐亭试验：该药为多巴胺受体激动剂，强力抑制 PRL 合成和释放。正常妇女口服 2.5～5mg 后 2～4hPRL 下降达到 50%，持续 20～30h，特发性 HPRL 和 PRL 腺瘤时下降明显。

（四）医学影像学检查

1.蝶鞍断层

正常妇女蝶鞍前后径小于 17mm、深度小于 13mm、面积小于 130mm²，若出现以下现象应做 CT 或 MRI 检查：①风船状扩大。②双蝶底或重像。③鞍内高/低密度区或不均质。④平面变形。⑤鞍上钙化灶。⑥前后床突骨质疏松或鞍内空泡样变。⑦骨质破坏。

2.CT 和 MRI

可进一步确定颅内病灶定位和放射测量。

3.各种颅内造影

包括海绵窦造影，气脑造影和脑血管造影。

（五）眼科检查

明确颅内病变压迫现象，包括视力、眼压、眼底检查等。

五、治疗

针对病因不同，治疗目的不同，合理选择药物和手术方式等。

（一）病因治疗

若病因是由原发性甲状腺功能低下引起的 HPRL，可用甲状腺素替代疗法。由药物引起者，停药后一般短期 PRL 可自然恢复正常，如停药后半年 PRL 仍未恢复，再采用药物治疗。

（二）药物治疗

1.溴隐亭

为治疗高 PRL。血症的首选药物，它是麦角生物碱的衍生物，多巴胺受体激动剂，直接作用于下丘脑和垂体，抑制 PRL 合成与分泌，且抑制垂体瘤的生长使肿瘤缩小或消失。用药方法较多，一般先每日 2.5mg，5～7d，若无不良反应可增加到 5～7.5mg/d（分 2～3次服），根据 PRL 水平增加剂量，连续治疗 3～6 个月或更长时间。一般治疗 4 周左右，血PRL 降到正常。2～14 周溢乳停止，月经恢复。治疗期间一旦妊娠即应停药。

不良反应：治疗初期有恶心、头痛、眩晕、腹痛、便秘、腹泻，有时尚可出现体位性低血压等。不良反应一般症状不重，在 1～2 周内自行消失。

2.溢乳停（甲磺酸硫丙麦角林）

20 世纪 80 年代新开发的拟多巴胺药物，其药理作用和临床疗效与溴隐亭相似，但剂量小，毒副作用少，作用时间长。目前已由天津药物研究院 1995 年完成Ⅱ期临床研究，并开始临床试用，剂量每片 50μg。用法每日 25～50μg，1 周后无不良反应加量，根据 PRL 水平增加剂量，直至 PRL 水平降至正常。

3.左旋多巴

左旋多巴在体内转化为多巴胺作用于下丘脑，抑制 PRL 分泌，但作用时间短，需长期服药。剂量每日 0.5mg，3 次/日，连续半年。大部分患者用药后 1 个月恢复月经，1.5～2个月溢乳消失。此药对垂体瘤无效。

4.维生素 B_6 可抑制泌乳

其作用机理可能是作为多巴脱羧酶的辅酶，增加下丘脑内多巴向多巴胺转化，刺激 PIF 作用，而抑制 PRL 分泌。用法为每日 200～600mg，可长期应用。

5.其他药物

长效溴隐亭（LA）注射剂每次 50mg，每日肌内注射 1 次，最大剂量可达 100mg。

CV205～562（苯并喹啉衍生物）是一种新的长效非麦角类多巴胺激动剂，作用时间长达 24h。剂量为每日 0.06～0.075mg。

（三）促排卵治疗

对 HPRL 患者中无排卵和不孕者，单纯用以上药物不能恢复排卵和妊娠。因此除用溴隐亭治疗外，应配伍促排卵药物的治疗，具体方法有以下 3 种方式。

（1）溴隐亭—CC-hCG。

（2）溴隐亭—hMG-hCG。

（3）GnRH 脉冲疗法—溴隐亭。

综合治疗，除缩短治疗的周期并可提高排卵率和妊娠率。

（四）手术治疗

对垂体瘤患者手术切除效果良好，对微腺瘤治疗率可达 85%。目前经蝶鞍显微手术切除垂体瘤安全、方便、易行，损伤正常组织少，多恢复排卵性月经。但对较大垂体瘤，因垂体肿瘤没有包膜，与正常组织界限不清，不易切除彻底，故遗留 HPRL 血症，多伴有垂体功能不全症状。因此有人建议对较大肿瘤术前选用溴隐亭治疗，待肿瘤缩小再手术，可提高手术疗效。如术后肿瘤切除不完全，症状未完全消除，服用溴隐亭等药物仍可获得疗效，术后出现部分垂体功能不全，PRL 仍高可用 HMG/hCG 联合治疗，加用溴隐亭等药物，若有其他内分泌腺功能不全现象，可根据检查结果补充甲状腺素、强的松等。

（五）放射治疗

适用肿瘤已扩展到蝶鞍外或手术未能切除干净术后持续 PRL 高水平者。方法可行深部 X 线、^{60}Co、α粒子和质子射线治疗，同位素 ^{198}Au 种植照射。

（六）综合疗法

对那些 HPRL 合并有垂体瘤患者单纯手术或单纯放疗疗效均不满意。1988 年 Chun 报告垂体瘤单纯手术、放疗、手术后加放疗，肿瘤的控制率分别为 85%、50%、93%，而平均复发时间为 3、7、4、4.5 年。因此有人主张对有浸润性 PRL 大腺瘤先用溴隐亭治疗使肿瘤缩小再手术，术后加放疗，可提高肿瘤的治愈率。对溢乳闭经综合征患者，不论采用何种疗法均应定期随访检查，包括 PRL 测定和蝶鞍 X 线复查。

第四章 女性生殖器损伤性疾病

第一节 子宫脱垂

子宫脱垂是子宫从正常位置沿阴道下降，宫颈外口达坐骨棘水平以下，甚至子宫全部脱出阴道口以外。子宫脱垂常伴有阴道前壁和后壁脱垂。

一、临床分度与临床表现

（一）临床分度

我国采用 1981 年全国部分省、自治区、直辖市"两病"科研协作组的分度，以患者平卧用力向下屏气时，子宫下降最低点为分度标准。将子宫脱垂分为 3 度。

I度：轻型，宫颈外口距处女膜缘小于 4cm，未达处女膜缘；重型：宫颈外口已达处女膜缘，阴道口可见子宫颈。

II度：轻型，宫颈已脱出阴道口外，宫体仍在阴道内；重型：宫颈及部分宫体脱出阴道口。

III度：宫颈与宫体全部脱出阴道口外。

（二）临床表现

1.症状

I度：患者多无自觉症状。II、III度患者常有程度不等的腰骶区疼痛或下坠感。

II度：患者在行走、劳动、下蹲或排便等腹压增加时有块状物自阴道口脱出，开始时块状物在平卧休息时可变小或消失。严重者休息后块状物也不能自行回缩，常需用手推送才能将其还纳至阴道内。

III度：患者多伴III度阴道前壁脱垂，易出现尿潴留，还可发生压力性尿失禁。

2.体征

脱垂子宫有的可自行回缩，有的可经手还纳，不能还纳的，常伴阴道前后壁脱出，长期摩擦可致宫颈溃疡、出血。Ⅱ度、Ⅲ度子宫脱垂患者宫颈及阴道黏膜增厚角化，宫颈肥大并延长。

二、病因

分娩损伤，产后过早体力劳动，特别是重体力劳动；子宫支持组织疏松薄弱，如盆底组织先天发育不良；绝经后雌激素不足；长期腹压增加。

三、诊断

通过妇科检查结合病史很容易诊断。检查时嘱患者向下屏气或加腹压，以判断子宫脱垂的最大程度，并分度。同时注意观察有无阴道壁脱垂、宫颈溃疡、压力性尿失禁等，必要时做宫颈细胞学检查。如可还纳，需了解盆腔情况。

四、处理

（一）支持疗法

加强营养，适当安排休息和工作，避免重体力劳动，保持大便通畅，积极治疗增加腹压的疾病。

（二）非手术疗法

1.放置子宫托

适用于各度子宫脱垂和阴道前后壁脱垂患者。

2.其他疗法

包括盆底肌肉锻炼、物理疗法和中药补中益气汤等。

（三）手术疗法

适用于国内分期Ⅱ度及Ⅱ度以上子宫脱垂或保守治疗无效者。

1.阴道前、后壁修补术

适用于Ⅰ度、Ⅱ度阴道前、后壁脱垂患者。

2.曼氏手术

包括阴道前后壁修补、主韧带缩短及宫颈部分切除术。适用于年龄较轻、宫颈延长、希望保留子宫的II、III度子宫脱垂伴阴道前、后壁脱垂患者。

3.经阴道子宫全切术及阴道前后壁修补术

适用于II、III度子宫脱垂伴阴道前、后壁脱垂、年龄较大，无须考虑生育功能的患者。

4.阴道纵隔形成术或阴道封闭术

适用于年老体弱不能耐受较大手术，不需保留性交功能者。

5.阴道、子宫悬吊术

可采用手术缩短圆韧带，或利用生物材料制成各种吊带，以达到悬吊子宫和阴道的目的。

五、预防

推行计划生育，提高助产技术，加强产后体操锻炼，产后避免重体力劳动，积极治疗和预防使腹压增加的疾病。

第二节 阴道脱垂

阴道脱垂包括阴道前壁脱垂与阴道后壁脱垂。

一、阴道前壁脱垂

阴道前壁脱垂常伴有膀胱膨出和尿道膨出，以膀胱膨出为主。

（一）病因病理

阴道前壁的支持组织主要是耻骨尾骨肌、耻骨膀胱宫颈筋膜和泌尿生殖膈的深筋膜。

若分娩时，上述肌肉、韧带和筋膜，尤其是耻骨膀胱宫颈筋膜、阴道前壁及其周围的耻尾肌过度伸张或撕裂，产褥期又过早从事体力劳动，使阴道支持组织不能恢复正常，膀胱底部失去支持力，膀胱及与其紧连的阴道前壁上 2/3 段向下膨出，在阴道口或阴道口外可见，称为膀胱膨出。膨出的膀胱随同阴道前壁仍位于阴道内，称I度膨出；膨出部暴露于阴道口外称Ⅱ度膨出；阴道前壁完全膨出于阴道口外，称Ⅲ度膨出。

若支持尿道的耻骨膀胱宫颈筋膜严重受损，尿道及与其紧连的阴道前壁下 1/3 段则以尿道外口为支点，向后向下膨出，形成尿道膨出。

（二）临床表现

轻者可无症状。重者自觉下坠、腰酸，并有块物自阴道脱出，站立时间过长、剧烈活动后或腹压增大时，阴道"块物"增大，休息后减小。仅膀胱膨出时，可因排尿困难而致尿潴留，易并发尿路感染，患者可有尿频、尿急、尿痛等症状。膀胱膨出合并尿道膨出时，尿道膀胱后角消失，在大笑、咳嗽、用力等增加腹压时，有尿液溢出，称张力性尿失禁。

（三）诊断及鉴别诊断

主要依靠阴道视诊及触诊，但要注意是否合并尿道膨出及张力性尿失禁。患者有上述自觉症状，视诊时阴道口宽阔，伴有陈旧性会阴裂伤。阴道口突出物在屏气时可能增大。若同时见尿液溢出，表明合并膀胱膨出和尿道膨出。触诊时突出包块为阴道前壁，柔软而边界不清。如用金属导尿管插入尿道膀胱中，则在可缩小的包块内触及金属导管，可确诊为膀胱或尿道膨出，也除外阴道内其他包块的可能，如黏膜下子宫肌瘤、阴道壁囊肿、阴道肠疝、肥大宫颈及子宫脱垂（可同时存在）等。

（四）预防

正确处理产程，凡有头盆不称者及早行剖宫产术，避免第二产程延长和滞产；提高助产技术，加强会阴保护，及时行会阴侧切术，必要时手术助产结束分娩；产后避免过早参加重体力劳动；提倡做产后保健操。

（五）治疗

轻者只需注意适当营养和缩肛运动。严重者应行阴道壁修补术；因其他慢性病不宜手术者，可置子宫托缓解症状，但需日间放置、夜间取出，以防引起尿瘘、粪瘘。

二、阴道后壁脱垂

阴道后壁脱垂常伴有直肠膨出。阴道后壁脱垂可单独存在，也可合并阴道前壁脱垂。

（一）病因病理

经阴道分娩时，耻尾肌、直肠-阴道筋膜或泌尿生殖膈等盆底支持组织由于长时间受压而过度伸展或撕裂，如在产后未能修复，直肠支持组织消弱，导致直肠前壁向阴道后壁逐渐脱出，形成伴直肠膨出的阴道后壁脱垂。

若较高处的耻尾肌纤维严重受损，可形成子宫直肠陷凹疝，阴道后穹窿向阴道内脱出，内有肠管，称肠膨出。

（二）临床表现

轻者无明显表现，严重者可感下坠、腰酸、排便困难，甚至需要用手向后推移膨出的直肠方能排便。

（三）诊断与鉴别诊断

检查可见阴道后壁呈球形膨出，肛诊时手指可伸入膨出部，即可确诊。

（四）治疗

轻度者不需治疗，重者需行后阴道壁及会阴修补术。

第三节　尿瘘

尿瘘是指生殖道与泌尿道之间形成的异常通道。根据泌尿生殖瘘的发生部位，可以分为膀胱阴道瘘、膀胱宫颈瘘、尿道阴道瘘、膀胱尿道阴道瘘及输尿管阴道瘘等。临床上以膀胱阴道瘘最多见。

一、病因和发病机制

（一）产伤

产伤引起尿瘘以往在我国农村常见。产伤所致的尿瘘多因为难产处理不当引起，有坏死型和创伤型两种。

（二）妇科手术损伤

通常是由于手术时组织粘连误伤输尿管或因输尿管末端游离过度导致的输尿管阴道瘘，

也可以误伤膀胱造成膀胱阴道瘘。经阴道手术时，可以误伤膀胱、尿道而形成膀胱阴道瘘和尿道阴道瘘。

（三）其他

如膀胱结核、生殖器放射治疗后，晚期生殖道或膀胱癌肿长期放置子宫托等，均能导致尿瘘，但并不多见。

二、临床症状

（一）漏尿

漏尿为主要症状，尿液不断自阴道流出，不能自主。病因不同，出现漏尿的时间也不同。分娩时压迫及手术时组织剥离过度所致的坏死型尿瘘，多在产后及手术后 3～7d 开始漏尿。手术直接损伤者，术后立即开始漏尿。漏尿的表现形式因瘘孔部位不同而不同。如膀胱阴道瘘通常不能控制排尿，尿液均由阴道流出；尿道阴道瘘仅在膀胱充盈时才漏尿，一侧性输尿管阴道瘘因对侧尿液仍可进入膀胱，在漏尿同时仍有自主排尿；膀胱内瘘孔极小或瘘道曲折迂回者，在某种体位可能不漏尿，变更体位后出现漏尿。

（二）外阴皮炎

由于尿液长期刺激，外阴部甚至臀部及大腿内侧常出现皮炎，范围较大。

1.尿路感染

伴有膀胱结石者多有尿路感染，出现尿频、尿急、尿痛症状。

2.闭经

不少患者长期闭经或月经稀少，可能与精神创伤有关。

（三）体征

用窥阴器检查或经阴道指诊，可查到阴道前壁上的瘘孔即可确诊。瘘孔小，无法找到可用探针或金属导尿管插入尿道，与阴道内手指配合探查瘘孔。

三、诊断与鉴别诊断

根据病史症状、体征及亚甲蓝试验，靛胭脂试验，排泄性尿路造影辅助检查，可初步确诊。

（一）实验室检查

1.亚甲蓝试验

将尿道导管向膀胱注入稀释消毒亚甲蓝溶液 100～200mL，然后夹紧导尿管，扩开阴道进行检查。如见到有蓝色液体从阴道前壁小孔流出者，为膀胱阴道瘘；子宫颈外口流出者，为膀胱宫颈瘘或膀胱子宫瘘；阴道内流出清亮尿液，则为输尿管阴道瘘。

2.脏胭脂试验

静脉推注脏胭脂 5mL，阴道内置干纱布观察，5～7min 可见蓝色液体由瘘孔流出。本实验用于亚甲蓝试验阴性患者，以进一步确诊瘘孔部位。

3.膀胱镜检查

帮助了解瘘孔数目、位置、大小以及与输尿管口和尿道口的关系。

（二）排泄性尿路造影

又称静脉肾盂输尿管造影，即经静脉注入泛影葡胺后摄片，以了解双肾功能及输尿管有无异常。本病应与输尿管开口异位、张力性尿失禁、女性尿道下裂相鉴别。

四、治疗原则

均需手术治疗。结核、癌肿所致尿瘘者，应针对病因治疗；产后和妇科手术后 7d 内发生的尿瘘，经尿道放较粗的保留尿管，开放引流 4～6 周，小的瘘孔有可能愈合，较大者可减少其孔径。年老体弱不能耐受手术者，考虑采用尿收集器保守治疗。

（一）手术时间选择

（1）直接器械损伤新鲜清洁瘘孔，可在发现后立即手术修补。

（2）缺血坏死或伴感染的瘘孔，应等 3～6 个月待炎症消失、局部血供恢复后再行手术。

（3）瘘孔修补失败后，至少等 3 个月再行手术。

（4）膀胱内有结石伴炎症者，应在控制炎症后行取石和修补术。

（二）手术途径选择

有经阴道、经腹和经阴腹联合手术之分。原则上应根据瘘孔类型和部位选择不同途径。

绝大多数膀胱和尿道瘘经阴道手术为宜，输尿管瘘均采取经腹途径。

（三）术前准备

目的在于为手术创造条件，以促进伤口的愈合：①术前 3～5d 用 1∶5000 高锰酸钾坐浴。有外阴湿疹者，在坐浴后局部涂搽氧化锌油膏，待痊愈后再行手术；②老年妇女或闭经患者，应每晚口服己烯雌酚 1mg，连服 20d，以促进阴道上皮增生，有利于伤口愈合；③有尿路感染者，应先控制感染，再行手术。

（四）术后护理

修补手术是否成功，除手术本身外，术后护理也是重要环节之一。术后保留导尿管或耻骨联合上膀胱造瘘，应保证膀胱引流持续通畅，发生阻塞及时处理，一般 7～14d 不等。术后每天进液量不少于 3000mL，大量尿液可起到冲洗膀胱的作用，有利于防止尿路感染。每天应将阴道擦洗，术后继续用抗生素预防感染。

第四节　压力性尿失禁

一、定义

压力性尿失禁（SUI）是指腹压的突然增加导致尿液不自主流出，不是由逼尿肌收缩压或膀胱壁对尿液的张力压引起的。其特点是正常状态下无遗尿，而腹压突然增高时尿液自动流出，也称真性压力性尿失禁、张力性尿失禁、应力性尿失禁。压力性尿失禁在绝经后妇女的发生率为 17.1%。

二、病因

压力性尿失禁分为两型。90%以上为解剖型压力性尿失禁，为盆底组织松弛引起。盆底松弛的原因：①妊娠与阴道分娩损伤；②绝经后雌激素减低或先天发育不良所致的支持薄弱；③尿道、阴道手术；④盆腔巨大肿物等原因。不到 10%的患者为尿道内括约肌障碍型，为先天发育异常所致。

三、临床表现

几乎所有的下尿路症状及许多阴道症状都可见于压力性尿失禁。腹压增加下不自主溢尿是最典型的症状，而尿急、尿频、急迫尿失禁和排尿后膀胱区胀满感亦是常见的症状。80%的压力性尿失禁患者伴有膀胱膨出。

四、分度

（1）轻度：尿失禁发生在咳嗽和打喷嚏时，至少每周发作两次。

（2）中度：尿失禁发生在快步行走等日常活动时。

（3）重度：在站立位时即发生尿失禁。

五、诊断

无单一的压力性尿失禁的诊断性试验。以患者的症状为主要依据，压力性尿失禁除常规查体、妇科基础知识篇检查及相关的神经系统检查外，还需相关压力试验、指压试验、棉签试验和尿动力学检查等辅助检查，排除急迫性尿失禁、充盈性尿失禁及感染等情况。

（一）压力试验

压力试验是将一定量的液体（一般为300mL）注入膀胱后，嘱患者取站立位，用力咳嗽8～10次，观察阴部有无尿液漏出。如有尿液流出，为阳性。

（二）指压试验

检查者把中、示指放入阴道前壁的尿道两侧，指尖位于膀胱与尿道交接处，向前上抬高膀胱颈，再行诱发压力试验，如压力性尿失禁现象消失，则为阳性。

（三）棉签试验

患者仰卧位，将涂有利多卡因凝胶的棉签置入尿道，使棉签头处于尿道膀胱交界处，分别测量患者在静息时及 Valsalva 动作（紧闭声门的屏气）时棉签棒与地面之间形成的角度。在静息及做 Valsalva 动作时该角度差小于 15° 为良好的结果，说明有良好的解剖学支持；如角度差大于 30°，说明解剖学支持薄弱；15°～30° 时，结果不能确定。

六、鉴别诊断

在症状和体征最易混淆的是急迫性尿失禁，可通过尿动力学检测来鉴别诊断。

七、治疗

（一）非手术治疗

用于轻、中度压力性尿失禁治疗和手术治疗前后的辅助治疗。非手术治疗包括盆底肌肉锻炼、盆底电刺激、膀胱训练、尿道周围填充物注射、α-肾上腺素能激动药和雌激素替代药物治疗。非手术治疗患者有 30%～60%能改善症状。

（二）手术治疗

压力性尿失禁的手术方法很多。种类有 100 余种。目前公认有效的手术方法为阴道无张力尿道中段悬吊带术和耻骨后膀胱尿道悬吊术，为一线治疗方法。

1.阴道无张力尿道中段悬吊带术

除解剖型压力性尿失禁外，尿道内括约肌障碍型压力性尿失禁和合并有急迫性尿失禁的混合性尿失禁均是悬吊带术适应证。悬吊带术可用自身筋膜或合成材料，有经耻骨后路经和经闭孔路径。近年来以聚丙烯材料为主的合成材料的悬吊带术因方便、微创、疗效肯定，已得到普遍认同和广泛应用，治愈率在 90%左右，尤其对年老和体弱患者增加了手术安全性。

2.耻骨后膀胱尿道悬吊术

术式很多，有经腹和"缝针法"途径。所有术式遵循两个基本原则，仅在应用上有所差别。缝合尿道旁阴道或阴道周围组织，以提高膀胱尿道交界处；缝合至相对结实和持久的结构上，最常见为髂耻韧带，即 Cooper 韧带（称 Butch 手术）。Butch 手术目前在耻骨后膀胱尿道悬吊术应用最多，有开腹途径完成和腹腔镜途径完成。手术治愈率为 85%～90%。

3.阴道前壁修补术（Kelly 手术）

通过对阴道前壁的黏膜修剪和筋膜缝合达到增加膀胱尿道后壁的支持作用，以往曾用于压力性尿失禁的治疗。该手术方法比较简单，但解剖学和临床效果均较差，术后 1 年治愈率约为 30%，并随时间推移而下降。目前认为阴道前壁修补术不适用于压力性尿失禁的治疗。

第五章 异位妊娠

第一节 输卵管妊娠

正常妊娠时，受精卵着床于子宫体腔内膜。当受精卵与子宫体腔以外的部位着床、发育，称异位妊娠（ectopic pregnancy），习称宫外孕（extrauterine pregnancy）。根据着床部位的不同，可分输卵管妊娠、卵巢妊娠、腹腔妊娠、及宫颈妊娠等，其中以输卵管妊娠最为常见，约占95%。

输卵管妊娠（tubal pregnancy）发生在壶腹部最为多见，约占65%，其次为峡部，约占25%，伞部及间质部少见。输卵管妊娠是妇产科常见的急腹症之一，发生流产或破裂时，可引起严重腹腔内出血，导致失血性休克，甚至死亡。

一、病因

（一）输卵管炎症

是输卵管妊娠最常见病因，可分为输卵管黏膜炎和输卵管周围炎。输卵管黏膜炎症造成管腔粘连、狭窄、不完全性堵塞，纤毛损伤而影响受精卵在管腔内正常运行。输卵管周围炎，病变累及输卵管的浆膜层或肌层，使输卵管周围粘连、输卵管扭曲、管壁僵硬、影响输卵管肌层的蠕动。两种情况均可造成受精卵运行受阻。轻者造成输卵管妊娠，重者管腔完全堵塞，造成不孕症。

（二）输卵管手术史

输卵管绝育史及手术史，输卵管妊娠发生率10%～20%。尤其是腹腔镜下电凝输卵管及硅胶环套术绝育，可因输卵管漏或再通而导致输卵管妊娠。

（三）输卵管发育不良及功能异常

输卵管过长、过细、肌层发育不良、黏膜纤毛缺损，输卵管痉挛或蠕动异常，均影响受精卵运行而致输卵管妊娠。

（四）辅助生殖技术

近年由于辅助生殖技术的应用，使输卵管妊娠发生率增加。

（五）避孕失败

宫内节育器避孕失败，发生输卵管妊娠概率增加。

（六）其他

盆腔肿瘤、如卵巢肿瘤、子宫肌瘤压迫输卵管，使输卵管发生狭窄或扭曲而造成受精卵运行受阻。

二、病理

（一）输卵管妊娠的结局

输卵管管腔狭小，管壁很薄，肌层远不如子宫肌壁厚，妊娠时不能形成完整的蜕膜层，不能适应胚胎的生长发育，当输卵管妊娠发展到一定时期，将发生以下结局。

1.输卵管妊娠流产

多发生于输卵管壶腹部妊娠，发病多在妊娠 8 周左右，由于输卵管管壁形成蜕膜不完整，发育中的囊胚向管腔突出，最终突破包膜而出血。囊胚与管壁分离，进入输卵管管腔。若囊胚完整剥离通过输卵管伞端进入腹腔，称完全流产，出血一般不多。若囊胚部分剥离，一部分排入腹腔，一部分附着于管壁形成不全流产。滋养细胞继续侵蚀输卵管管壁，而管壁肌层收缩力差，不易止血，血液充满管腔，在输卵管内形成血肿。由于反复出血，血液经伞端流出，形成盆、腹腔积血。多积于子宫直肠陷窝形成盆腔血肿。

2.输卵管妊娠破裂

多见于输卵管峡部妊娠，发病多在 6 周左右。当绒毛侵蚀输卵管管壁时，可穿透管壁，导致输卵管妊娠破裂。输卵管肌层血管丰富，出血量多。输卵管妊娠破裂所致出血较输卵管妊娠流产剧烈，短时间内由于失血过多致休克。如反复出血，在盆腔内与腹腔内形成血肿。输卵管间质部妊娠时，因管腔周围肌层较厚，妊娠可长达 12～16 周才发生破裂。由于血管丰富，一旦破裂，出血极为严重，可危及生命。

3.陈旧性宫外孕

输卵管流产或破裂，若长期反复内出血形成的盆腔血肿不消散，血肿机化变硬并与周围组织粘连，临床上称陈旧性宫外孕。

4.继发腹腔妊娠

输卵管流产或破裂后，排入腹腔内的囊胚多数死亡。极少数存活的囊胚及附着绒毛排入腹腔后，重新种植于腹腔脏器获得营养，可继续生长发育形成继发腹腔妊娠。若排入阔韧带则形成阔韧带妊娠。

（二）子宫的变化

输卵管妊娠与正常妊娠一样，滋养细胞分泌 HCG 维持黄体生长，在大量甾体激素作用下，子宫增大，变软，月经停止来潮，子宫内膜呈蜕膜反应。若胚胎死亡，滋养细胞活力消失，HCG 及甾体激素水平下降，子宫内膜失去了激素的支持作用，蜕膜发生退行性变和坏死，形成小片脱落，阴道少量出血。有时蜕膜完整从宫壁剥离，随阴道出血排出，呈三角形，称为蜕膜管型。

三、临床表现

输卵管妊娠在未破裂或流产前，除停经、早孕反应外，没有明显的临床症状，偶有一侧下腹胀痛不适。一旦破裂或流产则出现明显的临床表现，病情的轻重取决于孕卵着床部位及妊娠时间。

（一）症状

1.停经

停经时间长短取决于受精卵的着床部位。壶腹部妊娠停经多为 8 周左右，峡部妊娠停经多为 6 周左右，间质部妊娠停经多为 12～16 周。有 20%的患者无停经史，将不规则阴道出血误认为月经来潮。

2.腹痛

腹痛为本病就诊的主要症状。当输卵管妊娠破裂或流产时患者突感下腹部一侧呈撕裂样疼痛，伴恶心、呕吐，当血液积于子宫直肠陷凹，可伴有肛门坠胀感。随着出血的增多，血液由下腹部流向全腹，疼痛可由下腹部向全腹部扩散，血液刺激膈肌时，可引起肩胛部放射痛。

3.阴道出血

多为不规则点滴出血，少于月经量，色暗红或深褐色，阴道出血可伴有蜕膜管型或蜕膜碎片排出，一般在病灶去除后阴道出血停止。

4.晕厥与休克

腹部剧烈疼痛及腹腔内的急性出血，轻者出现昏厥，重者由于失血过多，出现失血性休克。出血越多症状越重，但与阴道出血不成正比。

5.腹部包块

输卵管流产或破裂时所形成的血肿时间较长，由于形成的包块较大或位置较高者，腹部可触及。

（二）体征

1.一般情况

失血多时呈贫血貌，大量出血者可以出现面色苍白，脉细数，血压下降，尿量减少等休克征象。体温一般正常。

2.腹部检查

下腹部有明显的压痛、反跳痛，尤以患侧为剧，腹肌稍紧张。若出血较多时，叩诊有移动性浊音。个别患者若反复出血并积聚，形成血块，下腹部可触及包块。

3.盆腔检查

阴道内可见少量血液，后穹窿饱满，有触痛。宫颈着色，呈紫蓝色。宫颈举痛或摇摆痛明显，将宫颈轻轻上抬或左右摇动时，引起剧烈疼痛，此为输卵管妊娠的主要体征之一。子宫稍大（与停经月份不符）较软。出血多时，检查子宫有漂浮感。患侧附件区或子宫后侧方，或在子宫直肠陷凹方向可触及一不规则、边界不清，触痛明显之包块。病程时间长，包块机化较硬，边界渐清楚。

四、诊断

输卵管妊娠未发生流产或破裂时症状不明显，常需借助辅助检查。近年来国外对异位妊娠的诊断重点放在破裂前诊断及破裂前治疗，这样既减轻了患者的痛苦，同时也减少了因输血而造成的交叉感染。国内文献报道认为血β-HCG、孕酮和腹部B超检查对未破裂前诊断均有一定的参考价值。输卵管妊娠一旦破裂或流产，有明显的症状、体征，诊断一般不困难。

（一）血β-HCG测定

β-HCG测定是早期诊断异位妊娠的重要方法。异位妊娠体内HCG水平通常较宫内妊娠低，因此需要用灵敏度高的放射免疫法或酶联免疫法测定血β-HCG。对保守治疗疗效评定有重要意义。对β-HCG阴性，但症状明显者仍不能完全排除异位妊娠。

（二）孕酮测定

血清孕酮的测定对判断正常妊娠胚胎的发育情况有帮助。输卵管妊娠时，血清孕酮水平偏低，多数在10～25ng/mL之间。如果血清孕酮值＞25ng/mL，异位妊娠几率小于1.5%；如果血清孕酮值＜5ng/mL，应考虑宫内妊娠流产或异位妊娠。

（三）超声诊断

B型超声检查应用B超检查对诊断异位妊娠有一定帮助。一般停经5～6周若宫腔内未见孕囊，而在宫旁见低回声区或见到孕囊，提示有宫外妊娠可能；停经7周后B超提示子宫增大，宫腔空虚，在宫旁可见低回声区，见胚芽及原始心管搏动，则可确诊异位妊娠。当输卵管妊娠破裂或流产后，B超查出腹腔内及子宫直肠陷凹内有无回声暗区，说明腹腔有积液，对诊断异位妊娠有一定价值。

（四）阴道后穹窿穿刺

阴道后穹窿穿刺是一种既简单又可靠的诊断方法，因子宫直肠陷凹为盆腔最低点，即使出血不多，也可积于此处。其方法用18号或20号穿刺针，自阴道后穹窿刺入直肠子宫陷凹内，而后回抽。若抽出暗红色不凝固血，可诊断腹腔内有积血；若抽出血液鲜红、放置10min内自然凝固，可能穿刺针头误入血管；若血肿位置较高抽不出血液，可结合临床症状、体征做出诊断。后穹窿穿刺阴性者不能否定输卵管妊娠存在，需进一步做其他检查。

（五）腹腔镜检查

目前腹腔镜检查视为异位妊娠诊断的金标准，而且可以在确诊的同时进行治疗。腹腔镜检查适用于尚未破裂或流产的早期患者，大量出血或休克患者禁做腹腔镜检查。腹腔镜下可见患侧输卵管肿大，表面紫蓝色，腹腔内可见少量出血或无出血。

（六）子宫内膜病理检查

很少依靠诊断性刮宫进行异位妊娠的诊断。只适合于阴道出血多的患者，主要目的是排除宫内妊娠流产。将宫腔排除物或刮出物送病理检查，切片中见到绒毛，可诊断宫内妊娠，仅见蜕膜未见绒毛有助于异位妊娠的诊断。

五、鉴别诊断

输卵管妊娠应与以下疾病相鉴别。

（1）流产：临床上早期异位妊娠最易与流产相混淆，有时尚需与宫内妊娠相鉴别。超声可见宫内妊娠囊。

（2）黄体破裂：因急腹症及腹腔内出血易混淆。血β-HCG测定正常。

（3）急性出血性输卵管炎及急性附件炎、急性盆腔炎。

（4）卵巢囊肿蒂扭转。

（5）急性阑尾炎。

（6）其他急腹症：如急性胃肠炎等。

六、治疗

治疗包括药物治疗和手术治疗。

（一）药物治疗

1.化学药物治疗

主要适用于早期输卵管妊娠、要求保存生育能力的年轻患者。符合下列条件可采用此法：①无药物治疗的禁忌证。②输卵管妊娠未发生破裂。③输卵管妊娠包块直径≤4cm。④血hCG＜2000IU/L。⑤无明显内出血。化疗一般采用全身用药，亦可采用局部用药。全身用药常用甲氨蝶呤（MTX），治疗机制是抑制滋养细胞增生，破坏绒毛，使胚胎组织坏死、脱落、吸收。治疗方案很多，常用剂量为 0.4mg/（kg·d），肌注，5d 为一疗程，若单次剂量肌注常用 50mg/m² 体表面积计算，在治疗第 4d 和第 7d 测血清 hCG，若治疗后 4～7d 血 hCG 下降＜15%，应重复剂量治疗，然后每周重复测血清 hCG，直至血 hCG 降至 5IU/L，一般需 3～4 周。应用化学药物治疗，未必每例均获成功，故应在 MTX 治疗期间，应用 B 型超声和血 hCG 进行严密监护，并注意患者的病情变化及药物毒副反应。若用药后 14d 血 hCG 下降并连续 3 次阴性，腹痛缓解或消失，阴道流血减少或停止者为显效。若病情无改善，甚至发生急性腹痛或输卵管破裂症状，则应立即进行手术治疗。局部用药可采用在 B 型超声引导下穿刺或在腹腔镜下将甲氨蝶呤直接注入输卵管的妊娠囊内。

2.中医治疗

适合于出血少、症状轻者。中医治疗是我国目前治疗输卵管妊娠的一种有效方法，优点是可以免除手术损伤，保留输卵管。根据中医辨证论治，输卵管妊娠属血瘀少腹，不通则痛。采用活血化瘀，消癥为治则。主要方药为丹参、赤芍、桃仁、红花、乳香、没药等，根据病情加减。治疗中密切观察病情变化，如有出血多，保守治疗效果不佳或诊断输卵管间质部妊娠，应停止中医治疗及早手术。

（二）手术治疗

分为保守手术和根治手术。保守手术为保留患侧输卵管，根治手术为切除患侧输卵管。手术治疗适用于：①生命体征不稳定或有腹腔内出血征象者。②诊断不明确者。③异位妊娠有进展者（如血 hCG＞3000IU/L 或持续升高、有胎心搏动、附件区大包块等）。④随诊不可。⑤药物治疗禁忌证或无效者。

第二节　卵巢妊娠

一、定义

卵巢妊娠是指受精卵在卵巢内着床、发育，是一种罕见的异位妊娠，占自然妊娠的比率约为 1：7000～1：50000，异位妊娠中有 0.3%～3.0%的发生概率。近年来，由于辅助生殖技术的广泛开展，其发生率有上升趋势。因临床症状和体征不典型，孕早期易发生破裂大出血，因此应早期诊断、早期治疗。

二、病因

尚不明确。可能：①与宫腔操作、盆腔手术、盆腔炎症等有关；②与宫内节育器（IUD）有关，IUD 能使前列腺素分泌增加，使输卵管发生逆蠕动，受精卵通过输卵管种植于卵巢皮质、髓质或尚未愈合的排卵孔内；③卵子排出前在卵巢内受精而形成卵巢妊娠

三、临床表现

以腹痛为主要表现，腹痛更明显于一般的输卵管异位妊娠，而停经和阴道流血并不突出。体征和辅助检查与输卵管异位妊娠相似。

四、诊断

由于卵巢妊娠易发生内出血，一般无明显停经史，往往以下腹痛为主要临床表现，容易误诊为其他急腹症如卵巢囊肿扭转、黄体破裂、急性阑尾炎等。由于卵巢妊娠与输卵管妊娠相比，其临床表现无特征性，因此，二者的术前鉴别诊断较困难，最后确诊要靠腹腔镜及病理检查（病检示绒毛着床于卵巢组织内）。因卵巢妊娠发生早期破裂概率高，且破裂后易发生失血性休克，因此，早期诊断尤为重要。有以下表现，应高度怀疑卵巢妊娠：以下腹痛就诊、血β-hCG 阳性，但无明确的停经史、无明显的阴道流血，超声显示宫内无孕囊，附件区有占位，盆腔有液性暗区。Spiegelberg 的诊断标准为：①输卵管完整并与卵巢分离（无粘连）；②孕囊位于卵巢内；③孕囊由卵巢子宫韧带与子宫相连；④孕囊囊壁可找到卵巢组织。由于取出的标本在运送处理过程中可能存在差异，因此，卵巢妊娠的最后诊断不只是依靠病理诊断，还应结合临床进行综合考虑。

五、治疗

卵巢组织质脆、缺乏肌性组织，因此易发生破裂，且不易自行止血。卵巢局部血供丰富，一旦破裂出血，往往引起腹腔内大量内出血甚至休克。因此，一旦高度怀疑卵巢妊娠，应尽早手术，可在腹腔镜下行卵巢楔形切除、异位妊娠清除后行卵巢修补术，一般不行卵

巢大部切除术，以尽量保留其内分泌及生育功能。

第三节 腹腔妊娠

一、定义

是指位于输卵管、卵巢、阔韧带以外，种植于腹腔内的妊娠，其发生率约为 1/15000~ 1/30000。是一种罕见的异位妊娠，围生儿死亡率高达 75%~95%，先天畸形率高达 50%，胎盘处置不当，可引起大出血。因此对母儿的威胁较大，因无特征性临床表现，不易早期诊断，如处理不及时，可能造成严重后果。

二、分类及病因

分为原发和继发两种。原发性腹腔妊娠是指卵子在腹腔内受精、种植并生长发育，临床上极少见，大多数腹腔妊娠为继发性：①多继发于输卵管妊娠流产或破裂，孕卵落入腹腔继续生长、发育；②子宫肌壁缺陷（如剖宫产后子宫切口愈合不良、子宫憩室等），妊娠后子宫破裂，胎儿进入腹腔继续生长；③卵巢妊娠破裂，胚胎落入腹腔继续生长、发育。

三、临床表现

孕早期一般无典型病症，可有下腹痛、阴道少量流血等，孕中期可有突然下腹剧痛或持续下腹痛等，妊娠晚期，胎动剧烈，孕妇常感不适，扪诊时腹壁下可清晰扪及胎儿，并常可触及一实性团块物，即长大的子宫。胎位多为横位，胎先露常高浮，迟迟不入盆。如胎儿存活，在下腹部可清晰听到母体的血管杂音。

四、诊断

①病史：多数患者年龄偏大，有不孕史，常有可疑的输卵管妊娠流产或破裂史。②上述临床表现、结合以下检查，有助于诊断。B超，是目前诊断腹腔妊娠的有效手段：a.子宫均匀长大，宫腔内无妊娠囊或胎体反射；b.羊水液性暗区接近母体体表。妊娠晚期，可行缩宫术激惹试验（OCT），如果不能监测到子宫收缩，则有助于诊断。

五、治疗

腹腔妊娠一经确诊，应尽早取出胎儿，胎盘是否一并取出，应视情况而定：①胎盘附着于大网膜表面，可切除部分大网膜，同时取出胎盘；②胎盘小部分位于脏器表面，在不影响该脏器功能的同时，行部分脏器切除，如部分小肠切除术，同时一并取出胎儿；③胎盘位于重要的器官（如肝、肠系膜根部）或大血管的表面时，如果强行剥离胎盘可导致严重出血，因此取出胎儿后可将胎盘留置腹腔，胎盘大多能逐渐吸收（但应注意凝血功能），如果发现感染、粘连或肠梗阻，可在胎儿取出后 2～3 个月开腹取胎盘；④胎儿死亡，胎盘血液循环停止，可考虑取出胎儿的同时，取出胚盘。

由于 MTX 可能使胎盘组织迅速坏死，可引起严重的并发症，如毒血症，严重者可危及患者生命，因此，严禁使用 MTX。

第四节 宫颈妊娠

一、定义

宫颈妊娠是指受精卵着床于组织学内口水平以下的宫颈管内，并在此处生长、发育的异位妊娠。是异位妊娠中较罕见但危险的一种类型。占异位妊娠的比例近 1%，其发病率约 1/1000～1/8628 次妊娠。宫颈妊娠若未早期诊断，或因误诊而行刮宫术，有可能发生危及生命的大出血。近年来，由于研究的深入以及超声技术的不断提高，宫颈妊娠的早期诊断率得到了提高，药物治疗（如 MTX）、Foley 尿管压迫、子宫动脉栓塞等保守治疗变得切实可行，有效提高了宫颈妊娠的疗效及预后，死亡率由 40%～50%降至 6%以下

二、病因

病因不明，可能与子宫腔内膜损伤、宫腔环境异常、受精卵运行过快或发育迟缓等有关。患者往往有刮宫史、剖宫产史、宫内节育器的使用等病史。

三、临床表现

典型表现为停经后的无痛性阴道流血，在妇检或刮宫时可能发生大出血；查体时宫颈

膨大、紫蓝色着色，宫颈外口可扩张、边缘较薄，子宫正常大小或稍大，质地往往不软。

四、诊断

确诊往往依靠彩色多普勒超声。根据上述临床表现，血β-hCG阳性结合既往患者的宫腔操作史或助孕史，再结合超声特点，多可确诊。宫颈妊娠超声诊断标准：①宫腔空虚；②宫颈管膨大；③宫颈内口下方颈管内可见孕囊，孕囊周围有丰富的血流信号，有时可见原始心管搏动；④宫颈内口关闭。

五、鉴别诊断

宫颈妊娠容易误诊，需与以下疾病相鉴别：①难免流产和不全流产，子宫大小与孕周相符或稍小于孕周，而宫颈妊娠子宫多正常大小或稍大于正常。彩色多普勒超声显示：宫颈妊娠的孕囊多呈典型的圆形或椭圆形，且孕囊周围有丰富的血流信号，而流产至宫颈的妊娠，其孕囊周围无血流信号，孕囊多呈变形皱缩的锯齿状。80年代以前，宫颈妊娠的诊断率很低，多误诊为难免流产或不全流产。②滋养细胞肿瘤，多伴有肺部或盆腔其他部位的转移灶，且患者多有葡萄胎妊娠史。③子宫血管畸形，亦有可能发生无痛性阴道大出血，但患者血的β-hCG呈阴性，血管造影可确诊。

六、治疗

要减少出血，保留患者的生育功能，关键在于早期诊断，早期适当处理。凡确诊宫颈妊娠，严禁直接行刮宫术，必须先杀胚，如药物直接杀胚或栓塞子宫血管阻断血供，待胚胎死亡、局部血液循环不明显后，可以刮宫或期待治疗。

1.药物治疗　常用药物为甲氨蝶呤（MTX），它能抑制滋养细胞增生，使绒毛变性坏死。全身给药：①单次给药：MTX50mg/m² 肌内注射。②8日法疗，疗效较肯定，1、3、5、7天用MTX1mg/kg各肌内注射一次，2、4、6、8天用四氢叶酸0.1mg/kg各肌内注射一次。局部用药：对孕囊大、血β-hCG水平高者尤为适用，可作为首选。在超声指引下，将MTX30～50mg注入孕囊，复查超声如仍有胎心搏动，可于孕囊内注入5mmol/L的氯化钾液。注意监测血β-hCG及孕囊局部血流变化，可酌情行刮宫术，药物治疗失败的高危因素有：①孕周＞9周；②血β-hCG＞10000U/L；③超声可见胎心搏动。

2.选择性子宫动脉栓塞术（UAE） 以往宫颈妊娠发生危及生命的大出血时，往往选择子宫全切术，近年来，子宫动脉栓塞术能有效阻断子宫的血供，达到有效止血的目的，因此，UAE作为急诊止血的方案十分有效。栓塞后的子宫动脉约在两周后再通，不影响生育功能。该方法已在大多数有条件的医院广泛使用，对确诊或高度怀疑的宫颈妊娠先行栓塞术再酌情刮宫。

目前，在血管栓塞的同时，常向左右子宫动脉各注入MTX各25mg，达到阻断胚胎血供和药物杀胚的双重功效，更易使异位绒毛坏死，治疗效果更明显。

3.宫腔镜下异位妊娠清除术 应严格掌握适应证，以免导致大出血。适应证：①孕龄为4～6周；②阴道流血量不多；③血β-hCG水平不高（一般<5000U/L）；④超声未见胎心搏动。宫腔镜的优势在于可直视下明确胚胎着床部位，在直视下将妊娠物清干净，同时可对出血部位电凝止血。

4.双侧髂内动脉结扎术 由于其操作较复杂且创伤大，现已很少使用。仅适用于大出血紧急情况下、其他方法无效、患者坚决要求保留生育能力的情况下使用。

5.Foley导管球部压迫止血术 该方法简便、费用低，部分患者止血效果明显，可作为其他方法的辅助治疗，在清宫过程中持续少量出血时，该方法止血效果明显。如在清宫过程中发生大出血时，可用Foley导管压迫后，酌情行子宫血管介入术（栓塞术）。

6.子宫全切术 该方法使患者丧失生育功能，现已很少使用。仅适用于无法控制的大出血时，为挽救患者生命不得以才行子宫全切术。

直接刮宫可引起难以控制的大出血，因此确诊的宫颈妊娠严禁先刮宫，而应在杀胚后再酌情行刮宫术。对疑似病例，可在备血、做好动脉栓塞术或子宫全切术准备的前提下行吸宫或钳刮术。操作过程中如遇大出血，宜停止操作，给予宫缩剂，于宫颈管内填塞纱布止血，如仍出血不止，可急诊行子宫动脉栓塞术，必要时行子宫全切术。如填塞有效，则可行药物杀胚或子宫动脉栓塞术以防再大量出血。因宫颈内膜薄、蜕膜化程度差，妊娠组织易植入宫颈间质导致清宫不全，因此，清宫时常规应在超声监测下进行，以求清宫完全。

综上所述，宫颈妊娠一旦确诊或高度怀疑，严禁直接刮宫，以免造成不可控制的大出血。宜先行药物杀胚或子宫动脉栓塞后，待血β-hCG下降、超声示胚胎局部血供减少后再酌情行刮宫术，刮宫术应在超声监测下进行，可避免清宫不全和清宫过度。

第六章　妊娠期出血

第一节　妊娠早、中期出血

一、宫颈息肉

宫颈息肉为子宫颈局部黏膜受慢性炎症的长期刺激增生而成，临床上常见，大多为炎性息肉。肉眼观察在子宫颈口可见单发或多发的分叶状的扁圆形或长圆形的红色赘生物，从基底部向宫颈外口突出，直径多在 1cm 左右，组织学类型可表现为腺瘤样型息肉、腺囊肿型息肉、肉芽型息肉、血管瘤样型息肉，镜下显示息肉表面由一层高柱状上皮覆盖，实质部分由腺体或血管和纤维组织构成，前两者以腺体增生为主，后两者则血管丰富。

在妊娠期间，由于激素的作用息肉明显充血、水肿，易发生出血，成为产前出血的常见原因之一。临床上常表现为少量、反复不规则的阴道流血，呈褐色或咖啡色，量多时为鲜红色，不伴有腹痛。窥器检查可发现宫颈外口有一个或多个的息肉样组织，呈舌形或分叶状，质脆易出血，蒂部附着于宫颈外口或宫颈管内。需与蜕膜息肉、子宫黏膜下肌瘤、前置血管破裂、阴道曲张静脉破裂出血等鉴别。

宫颈息肉的处理：妊娠期间直径小的、不伴有出血的宫颈息肉可以不做处理。对于直径较大的、易出血的息肉可以行息肉摘除术，在妊娠的任何时期均可行手术，手术过程中出血不多，创面可压迫止血，摘除的息肉组织常规送病理检查。手术过程中动作应轻柔，对蒂部附着较深的息肉在摘除过程中不强求从根部摘除，避免伤及宫颈内口或胎膜组织。手术过程不会增加早产和流产的几率。

二、蜕膜息肉

蜕膜息肉是妊娠中晚期产前出血较常见的原因，为子宫峡部的蜕膜组织在妊娠期间激素的作用下，局部过度生长肥厚，逐渐向宫颈管突出，甚至脱出子宫颈口外，形成息肉样组织。窥器检查可见蜕膜息肉多呈大片状，充血呈红色，质脆易出血，与宫颈息肉的肉眼表现极为相似，不易区别。病理检查镜下可见多变形的蜕膜细胞相互嵌成砖砌状排列，胞质丰富，腺体少，散在分布，但腺体扩大，分泌旺盛。临床上对于不出血的蜕膜息肉可不作处理。待其产后自行脱落。但对于反复出血的蜕膜息肉可予以摘除，窥器暴露宫颈后，常规消毒，在宫颈外口水平用血管钳或卵圆钳钳夹息肉组织，顺时针或逆时针方向旋转数圈后，摘除息肉，创面压迫止血。

第二节　妊娠晚期出血

一、胎盘早剥

妊娠 20 周后或分娩期，正常位置的胎盘在胎儿娩出前部分或全部从子宫壁剥离，称为胎盘早期剥离，简称胎盘早剥。国内报道的患病率为 1：47～1：217，国外报道的患病率为 1：55～1：150。实际的患病率应高于此值，常有轻型的病例未划到胎盘早剥内。

胎盘早剥对母儿威胁极大，据报道围产死亡率为 19%～87%。胎盘早剥往往起病急，进展快，如诊断处理不及时会发生严重并发症如 DIC、肾衰、产后大出血等直接危及母儿生命。发生胎盘早剥时剖宫产及子宫切除的机会亦增加。

（一）病因

1.血管病变

是胎盘早剥的诱因。任何疾患如引起底蜕膜螺旋小动脉发生急性动脉粥样硬化或痉挛，使末梢毛细血管缺血缺氧，坏死以致破裂出血形成底蜕膜血肿，分离胎盘与子宫壁使胎盘从子宫壁上剥离。慢性高血压、慢性肾炎、糖尿病患者怀孕后易发生胎盘早剥的原因就是由于血管病变。

2.机械性因素

孕期来自外界的某些因素如羊膜腔穿刺、腹部撞击、外伤、外倒转术等可直接引起胎盘早剥。分娩过程中由于过度牵拉脐带、脐带过短、或破膜时羊水骤然流出使宫腔内压力减小或多胎妊娠时第一个胎儿娩出过快等均可发生胎盘早剥。

3.仰卧位低血压综合征

妊娠晚期或临产后产妇较长时间取仰卧位,增大的子宫压迫下腔静脉,静脉回流受阻,致使子宫静脉压升高,蜕膜层静脉淤血或破裂,形成蜕膜层血肿,分离胎盘与子宫壁。

4.其他危险因素

如吸烟,吸毒,先天脐血管异常。

(二)临床分类

目前临床分类的标准仍是经验性的尚无一个统一的量的分类方法。主要的有以下几种:

以剥离面积的大小分类:剥离的面积的大小不超过 1/3 为轻型胎盘早剥,超过 2/3 为重型胎盘早剥。但实际中很难确切计算早剥的面积大小。

以临床出血不同表现分类:分为显性出血、隐性出血及两者兼有的混合型,显性出血因为临床症状明显处理及时,预后较好。而隐性出血常常因为临床表现隐匿,以内出血为主,血液易向子宫肌层浸润,发生子宫胎盘卒中,预后较差。

以有无严重的并发症分为轻型胎盘早剥和重度的胎盘早剥,分类主要依据有无 DIC、产后大出血、子宫胎盘卒中、肾衰竭等等并发症。

(三)临床表现

1.症状

(1)阴道出血:胎盘早剥的患者有不同程度的阴道出血,出血量可多可少。

(2)腰腹痛:临产后可以有规律的宫缩,但宫缩间隙子宫不能完全放松,表现为轻微腹痛,严重时可有持续性的剧烈的腰腹痛,子宫不能放松呈板状。

(3)随病情的加重:还可以有贫血,失血性休克等等并发症的表现。

2.体征

(1)轻型胎盘早剥子宫触诊可扪及规律宫缩,子宫大小符合月份宫底无升高,子宫软,无明显压痛。重度胎盘早剥子宫不放松宫缩无间歇或呈高张性状态,硬如板状,压痛明显,子宫底进行性升高,子宫大于相应月份。

（2）轻型胎盘早剥对胎儿影响较小，胎位清楚，胎心反应良好。而重度胎盘早剥病情急，胎位扣诊不清，早期胎心可加快，监护提示胎儿宫内窘迫。病情仍继续发展，胎儿因缺血缺氧发生胎死宫内。

（3）根据不同程度可有贫血及休克的体征，如血压下降，苍白，意识丧失等。

（四）诊断与鉴别诊断

1.胎盘早剥的征兆及特点

（1）产前出血：是胎盘早剥的临床症状之一。产前出血通常会引起孕妇或产科医师的注意，一般不会延误诊断。但是如果发生隐性产前出血则易被延误诊断和治疗。产前显形出血的多少差异很大。但对于阴道出血量大于月经量应引起注意，结合病史及其他临床特点确诊或除外胎盘早剥。

（2）疼痛：是胎盘早剥的主要临床表现，表现为腰骶痛及腹痛。一般说来，附着于子宫前壁位置的胎盘早剥多表现为腹痛，尤其是剥离部位的疼痛。如附着于子宫后壁的胎盘发生早剥，常常是腰痛或深部盆腔的疼痛。临床上应注意患者的主诉，及早发现胎盘早剥。文献统计胎盘早剥的患者均有不同程度的疼痛。

（3）血性羊水：胎盘早剥时，如出血穿过羊膜流入羊水可形成血性羊水，加之出现子宫敏感，松弛性差，即应怀疑胎盘早剥。

（4）无原因的胎心改变：可表现为胎心加速（大于160次/分），更多为胎心减慢。少数为胎心突然消失，胎死宫内。胎心加速表示胎儿处于缺血缺氧的代偿阶段，胎心减速，尤其是胎心监护时出现迟发性胎心减速表示胎儿宫内窘迫。有时胎盘早剥的临床表现并不明显，甚至很小，但是胎心很快消失，这是因为胎盘早剥的起始部位恰恰在脐带附着的附近或根部，影响或阻断了血液供应。因此胎心的突然消失应想到胎盘早剥的可能。

（5）无原因的早产：当胎盘边缘部位剥离时，影响了羊膜及绒毛膜的营养供应。使蜕膜坏死，激活并释放前列腺素，诱发宫缩，营养不良的羊膜易破裂而引发早产，因此早产后应常规检查胎盘以除外胎盘早剥。

（6）子宫敏感或高张状态：如有宫缩在间歇期也不放松，而是处于高张状态。难以触诊清楚胎方位，这是胎盘后血肿或血液刺激宫壁收缩所致。

总之，当出现典型的临床症状和体征时，胎盘早剥的诊断并不困难，但此时往往病情已严重到直接威胁母儿生命安全。因此如何早期识别胎盘早剥的征象，抓住蛛丝马迹做进一步检查确诊，对降低围产儿死亡率和患病率十分有意义。

2.辅助检查

（1）B超检查和胎心监护的联合应用。B超检查的诊断图像为：胎盘实质与子宫壁间出现一个或多个不等的液性暗区，暗区内均布光点或光斑；子宫内回声反射增多，可能因羊水混浊或血性羊水所致；子宫后壁胎盘早剥时，胎儿多靠近子宫前壁；胎动及胎心搏动检查有助于了解胎儿宫内的状况。

但是B超声检查未显示阳性体征时，也不能除外胎盘早剥，应注重临床特点严密观察。B超检查同时联合应用胎心监护不仅可以观察到胎盘早剥时胎儿在宫内的安危，为临床治疗提供依据，还可以利用胎心变化作为发现胎盘早剥的线索。

（2）实验室检查：监测胎盘早剥的生化指标：Barthal等研究表明，血中甲胎蛋白（AFP）的水平在早产和胎盘早剥的患者升高。他认为该项检查可以作为胎盘早剥的生化指标。

其他有关的生化指标还有：患者的血中高半胱氨酸升高与胎盘早剥有关。也有学者表明胎盘早剥患者的血中CA125水平明显高于对照组，但这后两相指标难以作为胎盘早剥的特异性诊断依据。

其他的实验室检查主要了解患者的贫血程度、凝血功能状态及肾脏情况。

（3）胎盘的病理检查：检查早剥娩出的胎盘可发现胎盘母体面有粘连的血块，取下血块可见胎盘压迹，是胎盘早剥的有力证据。但对于以外出血为主的胎盘早剥，可能没有胎盘后血肿或胎盘梗死区。这时可借助于胎盘镜检：胎盘镜检的特点为合体细胞结节增多，这是绒毛对胎盘缺血缺氧的一种反应性变化；绒毛滋养细胞基底膜增厚；绒毛纤维素性坏死，早剥发生与血肿形成时间越长，程度越严重；绒毛断面无血管；绒毛间质纤维化；绒毛干内血管内膜炎；胎盘毛细血管瘤。胎盘的病理检查变化说明了发生胎盘早剥前，由于某种诱因，胎盘已具备某些组织学上的特征，在一定条件下可发生胎盘早剥。

3.鉴别诊断

轻型胎盘早剥临床表现不典型，有时难以于先兆早产，临产或胎盘边缘窦破裂相鉴别。在晚期妊娠阴道出血中，胎盘早剥占 31.7%，前置胎盘占 12%，宫颈病变占 7%，脐带因素占 1%，无原因可寻的尚有 40% 左右，其中还包括部分在分娩后检查胎盘才发现的胎盘早剥病例。由此可见胎盘早剥在晚期妊娠出血中占有相当大的比例，应引起重视。胎盘边缘血窦的破裂与胎盘早剥的鉴别在于产后检查胎盘发现血块附着于胎盘边缘且与血窦的血栓相连。

重度胎盘早剥主要应与前置胎盘和子宫破裂相鉴别。胎盘早剥与前置胎盘均为晚期妊娠出血，临床症状及体征典型的病例鉴别并不困难。B 型超声检查和分娩后胎盘检查可作为主要鉴别点，当膀胱适度充盈下行 B 超检查时，如发现胎盘部分或全部附着于子宫下段或覆盖于子宫颈内口，可确认为前置胎盘。分娩后检查胎盘无凝血块压迹，胎膜破口距胎盘边缘在 7cm 之内为前置胎盘。

产程进展中发生的胎盘早剥往往与子宫破裂易混淆，分娩中突然发生剧烈绞痛，胎心消失及肉眼血尿时，应全面分析病史及病程进展情况，如有头盆不称，产程停滞或阻塞性难产时应首先考虑子宫破裂。如存在妊娠期高血压疾病或其他易发生胎盘早剥的诱因时应立即进行 B 超检查或人工破水以协助诊断。

（五）并发症

1.子宫胎盘卒中

胎盘早剥发生内出血时，血液向子宫肌层内浸润，引起肌纤维分离，断裂，变性。血液浸润到子宫浆膜层时，子宫表面出血紫色淤斑，以胎盘剥离处特别显著，称之为子宫胎盘卒中。血液也可以由子宫肌层向阔韧带及输卵管系膜或后腹膜渗透。子宫胎盘卒中可致子宫收缩乏力性出血，凝血功能障碍等严重并发症。

2.凝血功能障碍

胎盘早剥后，剥离处坏死的蜕膜组织和胎膜绒毛可释放大量的组织凝血活酶，进入母体循环中，激活凝血系统，使脏器小血管内形成纤维蛋白血栓和血小板聚集及黏附，造成弥散性血管内凝血（DIC），因消耗大量纤维蛋白原，血小板及凝血因子，继之纤溶系统亢进，而表现为产后阴道出血不止且血不凝，或多脏器多部位的出血。当发生重型胎盘早剥时应立即进行实验室检查，即血小板计数、凝血酶原时间测定、纤维蛋白原定量及纤溶活力实验。随病情发展，可反复多次实验检查，以早期发现诊断 DIC。

3.急性肾衰竭

胎盘早剥时发生急性肾衰竭的原因可能为 DIC、失血性休克或重度妊娠期。胎盘早剥发生失血性休克持续的时间较长，未及时补充血容量，全身重要脏器包括肾脏血流量灌注不足，血管痉挛收缩，处于缺血缺氧状态。休克时间越长，肾脏缺血越严重，肾脏的损害可由功能性发展到器质性。

在 DIC 基础上发展的急性肾衰竭是由于广泛性凝血及血栓形成，甚至累及肾小球，肾小动脉及毛细血管，可导致肾皮质坏死，甚至肾小管坏死。胎盘早剥时大量输血及出血，使部分红细胞破坏而溶血，血红蛋白沉积，另外由于缺血缺氧致使肾小管上皮细胞广泛性坏死，大量的坏死的细胞加之沉积血红蛋白形成栓于阻塞肾小管进一步加重肾小管的坏死。重度妊娠期高血压疾病是发生胎盘早剥的主要原因，同时它本身亦可发生急性肾衰竭，据文献报道，妊娠晚期发生的急性肾衰竭中 62%是由重度妊高征而引起的，其中子痫占 25%，由重度妊高征引起胎盘早剥并继发急性肾衰竭往往病情危重，既可发生肾皮质坏死，又同时伴有肾小管的坏死，其发病机制除上述病理变化外，再加上血液高凝状态，肾素-血管紧张素-醛固酮系统的激活等等。

当发生急性肾衰竭时，很难区别是肾皮质坏死还是肾小管坏死，一般说来，肾皮质坏死多在胎盘早剥的初期出现无尿，患者多死于发病的第 7～12 天。而肾小管坏死多在胎盘早剥的晚期出现无尿，预后多较好。

（六）治疗

胎盘早剥的处理原则是诊断一经确立立即终止妊娠，同时积极纠正休克和防治并发症。

1.产科处理

产科处理是否及时和母儿预后密切相关。终止妊娠所采取的方式取决于病情的早晚、疾病严重的程度、胎儿的安危及胎龄、胎儿成熟情况及宫颈条件等等。

（1）经阴道分娩：胎盘发生轻度早剥时，显形出血为主，孕产妇一般情况良好，无贫血及休克状况。检查如宫口已开大，宫缩规律，子宫局部压痛不明显，估计胎儿在短期内可娩出，应立即行人工破膜以减少宫腔内压力，阻止胎盘进一步剥离，同时应用催产素静脉点滴以加强宫缩，严密观察产程进展，除常规检查项目外，要特别注意以下几点：①密切注意产妇的脉搏及血压变化，尤其是脉压的变化，如产妇烦躁不安，口渴，四肢发凉或神志恍惚应想到是休克早期的表现，如血压的下降与出血不符，应想到是内出血的可能。②密切观察宫底是否升高及升高的程度。怀疑胎盘早剥的孕妇应在宫底作一标记，以观察宫底有无动态升高的趋向。如宫底升高明显，说明胎盘后血肿增大，胎盘继续剥离而且有宫腔内积血。这种情况下，除非宫口已开大，胎头已暴露或胎儿已死亡可经阴道迅速娩出胎儿胎盘外，应立即剖宫产结束分娩。③产程进展中应常规进行产时胎心监护及重复 B 超检查。如胎心出现迟发性的晚减速，表示胎儿宫内窘迫，应考虑是胎盘剥离面积增大所至。B 超检查如发现胎盘实质与宫壁间液性暗区加大，胎盘有进行性增厚的表现，说明病情加剧，应综合分析各方面条件来决定分娩方式。

（2）剖宫产：可迅速结束分娩，阻止病情进一步恶化，对保护母儿安全降低围生儿病死率有重要意义。对于重度胎盘早剥、胎儿宫内窘迫、或产程中病情进展、宫底升高、或经人工破水催产素点滴产程延缓及阻止，估计短期内不能尽快结束分娩者均应剖宫产结束分娩。胎儿娩出后常规给予宫缩剂并按摩子宫，避免发生宫缩乏力性出血。

（3）子宫切除术：应慎重考虑，尤其是对没有孩子的年轻妇女。子宫切除术仅用于经过各种措施积极治疗后，子宫持续不收缩，出血量多且不凝，为预防和治疗休克、DIC，保全患者的生命而不得已采取的措施。

2.并发症的治疗

（1）补充血容量，纠正失血性休克：胎盘早剥发生的失血性休克可见于任何时期，产前、产时及产后均可发生。治疗原则是止血补充血容量及防治并发症。孕期发生的胎盘早剥如是病情危急，出血多，应积极补充血容量，纠正休克和酸碱平衡，尽早输新鲜血。同时在胎儿娩出后立即给予宫缩剂，并轻轻地按摩子宫，效果不良时，可经阴道和腹部双手揉压子宫，也可宫腔内填塞纱布条等等。一般经迅速处理可立即止血，休克可得到纠正。

（2）子宫胎盘卒中：可用温盐水纱布热敷子宫，按摩子宫，应用宫缩剂。如无效可结扎双侧子宫动脉上行支或卵巢与子宫动脉吻合支（卵巢固有韧带）或双侧髂内动脉。止血的同时输入新鲜血，如果无效或血液不凝应立即行子宫切除术。

（3）凝血功能障碍：胎盘早剥经积极处理，及时终止妊娠，解除了引起 DIC 的病因，一般情况下通过快速补充血容量，纠正休克，保证重要脏器的血供，DIC 可好转。胎盘早剥引起的 DIC 一般不主张用肝素，因为胎盘剥离面及手术创面均有较大的血窦开放，用肝素后可加重出血。

（4）急性肾衰竭：有胎盘早剥引起的急性肾衰竭多为肾前性或发展为肾实质型功能衰竭。少尿期治疗应注意饮食及水的平衡。早期应严格限制蛋白的入量并适当补充氨基酸，保证每日热量以减少体内蛋白的分解。同时应避免水钠潴留，少尿期应严格计算 24 小时的出入水量，补液量应适中，对肾前性的急性肾衰竭应避免因限制补液量使血容量不足，反而会加重肾脏损害，延长少尿期。注意防治高钾血症是治疗急性肾衰竭的重要措施，限制饮食中含钾高的食物，纠正酸中毒，避免输库存血和及时清除体内坏死组织外，治疗高钾血症最有效的方法为血液透析及腹膜透析。如为高分解状态，以血液透析为主，但应严格掌握透析指征。另外应注意控制感染。

当进入到多尿期以后治疗原则为维持水、电解质和酸碱平衡，控制氮质血症和防止各种并发症如肺部感染、泌尿系感染等等。多尿期如血尿素氮仍高，应及时透析。恢复期应定期随诊肾功能，避免各种对肾脏有损害的因素。

二、前置胎盘

妊娠 28 周后，胎盘附着于子宫下段，甚至胎盘下缘达到或覆盖宫颈内口处，其位置低于胎先露部，称为前置胎盘。前置胎盘是妊娠晚期阴道流血最常见的原因，严重威胁母子生命安全。

（一）类型及临床表现

1.类型

前置胎盘根据胎盘下缘与宫颈内口的关系，可分为3种类型。

（1）完全性（中央性）前置胎盘：宫颈内口全部被胎盘组织覆盖。

（2）部分性前置胎盘：宫颈内口部分被胎盘组织覆盖。

（3）边缘性前置胎盘：胎盘附着于子宫下段，其边缘达到但未覆盖宫颈内口。

前置胎盘的类型可因诊断时期不同而改变，故目前均以处理前最后1次检查来决定其分类。

2.临床表现

（1）症状：前置胎盘的典型症状是妊娠晚期或临产时突然发生的无诱因、无痛性反复阴道流血。一般初次出血量少，多能自然停止。随着孕周增加，出血常反复发生，出血量也逐渐增多。阴道流血发生时间早晚、出血量的多少、反复发生的次数、间隔时间与前置胎盘类型关系密切。完全性前置胎盘初次出血时间早，多在妊娠28周左右，称"警戒性出血"，且反复出血的次数频繁，量较多，有时1次大量出血使患者陷入休克状态。边缘性前置胎盘初次出血发生晚，多在妊娠晚期或临产后，出血量较少。部分性前置胎盘初次出血时间和出血量介于上述两者之间。

（2）体征：患者一般状况与出血量密切相关。反复出血者可出现贫血貌，贫血程度与失血量成正比。大量出血者呈现面色苍白、血压下降、脉搏细速等休克征象。腹部检查：子宫大小与妊娠周数相符，较软，无压痛。胎儿先露部高浮，易并发胎位异常。胎心音听诊清楚，若出血量多，可使胎儿宫内缺氧甚至胎死宫内。当胎盘附着于子宫前壁时，可在耻骨联合上方听到胎盘杂音。

（二）病因

前置胎盘的发病可能与下述因素有关。

1.子宫内膜病变或损伤

多见于多次刮宫、分娩、子宫手术史、剖宫产等情况。

2.胎盘异常

如胎盘面积过大，存在副胎盘或膜状胎盘等均可发生前置胎盘。

3.受精卵发育迟缓

受精卵到达子宫腔后，滋养层尚未具有着床能力，继续下行到达子宫下段，在该处着床发育即形成前置胎盘。

另外，高龄初产妇、经产妇及多产妇、吸烟及吸毒妇女是前置胎盘的高危人群。

（三）诊断与鉴别诊断

1.诊断

根据上述临床表现，可对前置胎盘及其类型做出初步判断。诊断有困难者，可采用下列辅助检查协助诊断。

（1）阴道检查：仅适用于终止妊娠前为明确诊断并决定分娩方式时。必须在有输液、输血及有手术条件的情况下方可进行。若诊断已明确或流血过多不应再做阴道检查。前置胎盘患者严禁肛查。

（2）B型超声检查：是辅助诊断前置胎盘的重要方法，可清楚显示子宫壁、胎先露部、胎盘及宫颈的位置，并根据胎盘边缘与宫颈内口的关系明确前置胎盘的类型。B型超声诊断前置胎盘时须注意妊娠周数，不宜过早诊断前置胎盘。若妊娠中期B型超声检查即发现胎盘前置者，可称为胎盘前置状态。

（3）产后检查胎盘及胎膜：产后应仔细检查胎盘胎儿面边缘有无血管断裂，可提示有无副胎盘。若前置部位的胎盘母体面有黑紫色陈旧性血块附着或胎膜破口距胎盘边缘小于7cm，即可诊断前置胎盘。若行剖宫产，术中能直接了解胎盘位置，胎膜破口失去诊断意义。

2.鉴别诊断

前置胎盘主要应与胎盘早剥、前置血管破裂、胎盘边缘血窦破裂及宫颈病变等相鉴别。

（四）对母儿的影响

前置胎盘的患者可发生产后出血、植入性胎盘、产褥感染以及羊水栓塞等，同时早产及围生儿死亡率增高。

（五）处理

处理原则是抑制宫缩、止血、纠正贫血以及预防感染。应综合考虑患者前置胎盘类型、阴道流血量、有无休克、发病时间、产次、胎位、胎儿是否存活、是否临产等情况，做出相应的处理。

1.期待疗法

适用于妊娠小于 34 周、胎儿体重小于 2000g、阴道流血不多、患者一般情况良好、胎儿存活者。目的是在保证孕妇安全的前提下尽可能延长孕周，提高围生儿存活率。期待不同于等待，期待是积极主动地做转化工作，即减少母亲出血、促进胎儿存活、适时分娩 3 个方面。应住院治疗，绝对卧床休息，定时间断吸氧，保持心态平静，并密切观察阴道流血量，监护胎儿宫内情况，积极纠正贫血及预防感染。必要时给予宫缩抑制药，如硫酸镁、硫酸沙丁胺醇等。需终止妊娠者，若胎龄小于 34 周，可用地塞米松促胎肺成熟。

2.终止妊娠

孕妇发生大出血或反复多量出血甚至休克者，无论胎儿是否成熟，应终止妊娠；胎龄达 36 周以上；胎儿成熟度检查提示胎儿肺成熟者；胎龄未达 36 周，出现胎儿窘迫征象或胎儿电子监护发现胎心音异常者，均可终止妊娠。

（1）剖宫产术：是目前处理前置胎盘最安全有效的方法，也是处理前置胎盘的主要手段，能迅速将胎儿娩出，结束分娩，达到止血目的，对母儿相对安全。术前应积极纠正贫血，预防感染等，在输液备血条件下做好抢救母儿准备。子宫切口的选择应根据前置胎盘类型与附着部位，尽量避开胎盘附着处以减少术中出血。胎儿娩出后立即子宫肌壁注射缩宫药，并在按摩子宫的同时，迅速徒手剥离胎盘。胎盘剥离面出血的止血最简便的方法是：在明胶海绵上放凝血酶或巴曲酶，迅速置于出血部位，再加湿热纱布垫压迫，持续 10min；或用可吸收线"8"字缝合开放血窦；或宫腔及子宫下段填纱条 24h 后经阴道取出。以上方法无效时，可结扎子宫动脉、髂内动脉，甚至行子宫切除术。

（2）阴道分娩：仅适用于边缘性前置胎盘、枕先露、阴道流血不多、无头盆不称或胎位异常，短时间内能结束分娩者。应先行人工胎膜破裂，胎膜破裂后胎头下降压迫胎盘而止血，并可促进子宫收缩加速产程进展。若胎膜破裂后胎先露下降不理想，仍有出血或产程进展不顺利，应立即改行剖宫产术。

（3）转诊：患者大量阴道流血而当地无医疗条件处理时，应先输血、输液，补充血容量，在消毒条件下用无菌纱布行阴道填塞、腹部加压包扎以暂时止血，然后迅速转送到上级医院治疗。

（4）预防：做好计划生育，避免多产、多次刮宫及引产，严格执行人工流产术或分娩等手术时的无菌操作技术，防止产后感染，以减少前置胎盘的发生；要做好产前检查和孕期卫生指导工作，告之孕妇一旦出现妊娠晚期无痛性阴道流血时，应及时就诊。

三、前置血管

脐带为胎盘附属物，一般都附着在胎盘的中心或偏离中心；也有 5%～7% 的脐带附着在胎盘的边缘，称球拍状胎盘；另有 1%～2% 的胎盘不但附着在胎盘边缘，且在进入胎盘前有一段长度失去华通胶（Wharton's jelly），脐带由管状成为膜状，脐血管仅有一片羊膜皱襞围绕，状如张帆，称胎盘帆状附着或膜状附着（velamentous insertion，membranous insertion）。如帆状附着在子宫下段，有时甚至覆盖子宫颈内口，此时脐血管位于胎先露之前时，称前置血管（vasa previa）。前置的血管由于缺乏华通胶的保护，容易破裂，可以是晚期妊娠出血的原因之一，此病虽罕见，仅占分娩总数的 0.03%～0.05%，但胎儿死亡率高达 70%～100%。

（一）临床表现

前置血管的典型临床表现，按序为胎膜破裂、脐血管破裂、阴道失血、胎儿失血、胎儿死亡。也可表现为：

（1）并无胎膜及脐血管破裂、仅因胎先露压迫脐血管以致脐血流受压或中断而有胎儿窘迫或胎儿死亡。

（2）前置血管并未通过子宫颈内口，胎膜也无破裂，当子宫下段逐渐形成拉长时扯断脐血管而有阴道出血。

（3）胎膜破裂时并未延及血管，故无阴道出血，以后在产程中随着子宫颈口逐渐开大，胎膜裂口加大延及脐血管而有阴道出血。

（二）诊断

文献报道胎盘帆状附着在多胎妊娠时的发生率约 9～10 倍于单胎妊娠，即多胎时前置血管的发生率也相应增多。故在妊娠晚期或产程中如发现有少量阴道流血，伴有胎心率明显减慢或胎心监护仪显示有深度减速，尤其在双胎经除外胎盘早期剥离后，应警惕前置血管。偶可在产程中胎膜未破裂时，通过扩张的子宫颈口窥见前置血管而确定诊断。

（三）辅助诊断

1.直接观察到前置血管

包括羊膜镜、彩色 B 超检查等，在子宫颈口处直接观察到前置血管。

2.区别阴道出血来自孕妇或胎儿

（1）检出胎儿红细胞：Williamson（1912）提出将阴道血作涂片经 Wright 方法染色后观察是否有胎儿所特有的幼红细胞或有核红细胞而做出诊断。

（2）检出胎儿血红蛋白。

①Apt 法：由 Apt（1955）所提出，此法简单方便，即取 2～3mL 的阴道血或血性排液，与等量蒸馏水混合，经 2000rm2 分钟离心后弃去上层液，取下层粉红色液按 5：1 的比例加入 1 份 0.25N（1%）氢氧化钠，如为母血则 2 分钟内因出现碱性血红蛋白复合物，溶液变成棕黄色，如为胎儿血则因胎儿血红蛋白对碱耐受而不变色。②Ogita 法：由 Ogita（1976）所提出，此法较为简单方便，不需离心机离心，所需血量也少，方法为在 5 滴 0.1N 氢氧化钾溶液中加入 1 滴肝素化后的新鲜阴道血、振荡 2 分钟，然后加入硫酸铵混合液（50%硫酸铵 400mL 加 10N 盐酸 1mL）10 滴，然后用毛细吸管吸取后，滴在过滤纸上，形成直径为 20mm 的圆形湿迹。成人的变性血红蛋白和细胞碎屑集聚在中心，而胎儿的耐碱血红蛋白则在周边出现色环，检测时可另取母血作对照比较。③Loenderslool 法：由 Loenderslool（1979）所提出，此法更为简单，仅需两支试管，每支试管中放入 0.1N 的氢氧化钾溶液 10mL，然后第一管滴入几滴阴道血，第二管滴入母血，如阴道血中不含胎儿血则两管均于 20 秒内迅速变成棕黄色；如含有胎儿血则第一管保持粉红色不变。④电泳泳动度检查：Douglas 等

（1981）根据孕妇和胎儿血红蛋白电泳泳动度不同的机制，取 0.5mL 血做检查，经 1 小时后即可分辨，据报道正确性几乎达 100%。患有镰状细胞贫血或地中海贫血时，则母血中可含有胎儿血红蛋白而出现假阳性。

（四）治疗

足月妊娠时胎儿的血容量约为 300mL，一般失血量在 30%～40%（约 75～90mL）时可发生休克，失血量＞40%（约 100mL）时可致死亡，故前置血管破裂出血时，对胎儿的影响极大。一经诊断，如胎儿死亡，则争取经阴道分娩；如胎儿存活，应以剖宫产结束分娩。胎儿因失血可致贫血甚至失血性休克，出生后可予输血纠正。

第七章　异常分娩

第一节　产力异常

产力包括子宫收缩力、腹肌和膈肌收缩力以及肛提肌收缩力，其中以子宫收缩力为主。所谓产力异常主要指子宫收缩力异常，而腹壁肌和膈肌收缩力以及肛提肌收缩力只在第二产程中起到一定的辅助作用。

凡在分娩过程中，子宫收缩的节律性、对称性及极性不正常或强度、频率有改变，称为子宫收缩力异常。

一、分类

子宫收缩力异常临床上分为子宫收缩乏力及子宫收缩过强两类，每类又分为协调性子宫收缩和不协调性子宫收缩。

二、病因

（1）头盆不称或胎位异常。

（2）子宫肌源性因素：如子宫畸形、发育不良、子宫肌纤维变性或过度扩张、子宫肌瘤等。

（3）精神因素：如初产妇或精神过度紧张等。

（4）内分泌失调。

（5）药物影响：尤以临产后应用大量镇静药物为明显。

三、诊断要点

根据发生时间可分为原发性和继发性两种。所谓原发性子宫收缩乏力是指产程开始就出现子宫收缩乏力，宫颈口不能如期扩张，胎先露不能如期下降，产程延长；继发性子宫收缩乏力是指产程进展到某一阶段（多在活跃期或第二产程）出现停滞或进展缓慢。

（1）协调性子宫收缩乏力（低张性子宫收缩乏力）子宫收缩具有正常的节律性、对称性和极性，但收缩力弱，宫腔压力低（＜15mmHg），出现产程延长或停滞。

（2）不协调性子宫收缩乏力（高张性子宫收缩乏力）子宫收缩的极性倒置、节律不协调，属无效宫缩，对母婴危害甚大。

（3）异常的产程曲线如潜伏期延长、活跃期延长或停滞、第二产程延长或停滞、胎头下降延缓或停滞。

四、处理

（一）协调性子宫收缩乏力

无论是原发性还是继发性，首先得寻找原因，若有头盆不称，不能从阴道分娩者，应及时行剖宫产。若排除了头盆不称或胎位异常，估计能经阴道分娩者，应考虑加强宫缩。

1.第一产程

①一般处理，精神安慰休息，补充能量，适当应用镇静药。②加强宫缩，如人工剥膜或宫颈口开大3cm以上，可人工破膜（需记住人工剥膜时不能人工破膜，且人工破膜应在宫缩间隙时进行，以防引起羊水栓塞这一严重并发症），也可用地西泮静脉注射，催产素静脉滴注，一般以催产素2.5U加入5%葡萄糖液500mL，从8滴/min开始，根据宫缩强弱进行调整，对于不敏感者，可逐渐增加缩宫素剂量。

2.第二产程

若无头盆不称，则应加强宫缩，以缩宫素为最佳选择，胎头双顶位已通过坐骨棘平面，等待自然分娩或行会阴侧切，行胎头吸引术或产钳助产；如胎头未衔接或胎儿宫内窘迫，应行剖宫产术。

3.第三产程

宫缩乏力容易并发产后出血，故在胎肩娩出后，肌内注射或静脉滴注缩宫素（或麦角新碱），同时应预防感染。

（二）不协调性子宫收缩乏力

多见于初产妇。通常表现为子宫收缩的极性倒置，宫缩不是平常的起于两侧宫角部，宫缩的兴奋点是来自子宫的一处或多处，频率高，节律不协调。宫缩时宫底部不强，而是中段或下段强，宫腔内压力可达 20mmHg。宫缩间歇期子宫壁不能完全放松，表现为子宫收缩不协调，这种宫缩不能使宫口如期扩张、先露部如期下降，属无效宫缩。但是这种宫缩往往使产妇自觉宫缩强，持续腹痛，精神紧张，烦躁不安，消耗体力，产程延长或停滞，严重者会出现脱水、电解质紊乱、尿潴留，影响胎儿-胎盘循环，导致胎儿宫内窘迫。

（三）子宫收缩过强

1.协调性子宫收缩过强

这类产力异常表现为子宫收缩力过强、过频，而子宫收缩的节律性、对称性和极性均正常。若产道无阻力，分娩在短时间内可结束，总产程<3h，称急产，这类分娩极大地危害母婴健康，产道损伤、新生儿颅内出血、窒息、新生儿外伤的发生率明显高于正常产。

2.不协调性子宫收缩过强

（1）子宫痉挛性狭窄环：特点是子宫局部平滑肌呈痉挛性收缩，形成环状狭窄，持续不放松，常见于子宫上段、下段交界处及胎体狭窄部，如胎儿颈部。临床表现为产力好，无头盆不称，但产程进展缓慢，或胎盘嵌顿。此环不随宫缩上升，与病理性缩复环有较大的区别，不是子宫破裂的先兆。

（2）强直性子宫收缩：①原因：a.临产及发生分娩梗阻。b.不适当地应用缩宫素。c.胎盘早剥血液浸润子宫肌层。②临床表现及诊断：产妇烦躁不安，持续性腹痛，拒按，胎位触不清，胎心听不清，严重者出现病理缩复环、血尿等先兆子宫破裂征象。③处理：a.镇静，哌替啶 100mg 或吗啡 10mg，肌内注射。b.缓解缩窄环，25%硫酸镁 10mL，静脉缓慢注射。c.若经上述处理，缩窄环仍未缓解，若胎儿存活，立即剖宫产；若胎儿已死，一边等待，一边严密观察。

总之，紧密观察产程进展，找出宫缩异常的原因，判断是何种产力异常，应不失时机地找出难产的原因与类型，给予恰当处理，过早干预不好，过晚处理又会失掉抢救机会，做到心中有数，既不盲目等待，也不无原则处理，方能提高产科质量。

第二节 产道异常

产道包括骨产道（骨盆）及软产道（子宫下段、宫颈、阴道），是胎儿经阴道娩出的通道。产道异常可使胎儿娩出受阻，临床上以骨产道异常多见。

一、骨产道异常

骨盆径线过短或形态异常，致使骨盆腔小于胎先露部通过的限度，阻碍胎先露部下降，影响产程进展，称为骨盆狭窄。骨盆狭窄可以是一个径线过短或多个径线过短，也可以是一个平面狭窄或多个平面同时狭窄。当一个径线过短时，要观察同一个平面的其他径线的大小，再结合整个骨盆的大小与形态进行综合分析，作出正确判断。

（一）分类

1.骨盆入口平面狭窄

我国妇女较常见。骨盆外测量骶耻外径＜18cm，内测量对角结合径（DC）＜11.5cm（骨盆入口前后径＜10cm）。常见以下两种。

（1）单纯扁平骨盆：骨盆入口平面呈横扁圆形，骶岬向前突出，使骨盆入口前后径缩短而横径正常。

（2）佝偻病性扁平骨盆：由于童年时患佝偻病、骨软化症使骨盆变形，骶岬被压向前，骨盆入口前后径明显缩短，使骨盆入口呈肾形，骶骨下段向后移，失去骶骨的正常弯度，变直向后翘，尾骨呈钩状突向骨盆出旧平面，由于髂骨外展，使髂棘间径≥髂嵴间径；由于坐骨结节外翻，使耻骨弓角度增大，骨盆出口横径变宽。

2.中骨盆及骨盆出口平面狭窄

（1）漏斗骨盆：骨盆入口各径线值正常，由于两侧盆壁向内倾斜，状如漏斗，故名。特点是中骨盆及出口平面均明显狭窄，使坐骨棘间径、坐骨结节间径（transverse outlet，TO）缩短，耻骨弓角度＜90°，TO与后矢状径之和＜15cm，常见于男人型骨盆。

（2）横径狭窄骨盆：与类人猿型骨盆类似。骨盆入口、中骨盆及骨盆出口的横径均缩短，前后径稍长，坐骨切迹宽。骨盆外测量骶耻外径正常，髂棘间径及髂嵴间径均缩短。

3.骨盆三个平面狭窄

骨盆外形属女型骨盆，但骨盆入口平面、中骨盆及骨盆出口平面均狭窄。各个平面径线均比正常值小 2cm 或更多，称为均小骨盆。多见于身材矮小、体型匀称的妇女。

4.畸形骨盆

骨盆失去正常形态，如偏斜骨盆，系一侧髂翼与髋骨发育不良所致骶髂关节固定，以及下肢和髋关节疾病，引起骨盆一侧斜径缩短。

（二）诊断

在分娩过程中，骨盆是个不变的因素。狭窄骨盆影响胎位和胎先露部在分娩机制中的下降和内旋转，也影响宫缩。

1.病史

询问幼年有无佝偻病、脊髓灰质炎、脊柱和髋关节畸形以及外伤史，如为经产妇，应了解既往分娩史。

2.一般检查

测量身高，如身高在 145cm 以下，应警惕均小骨盆，注意观察体型、步态、有无跛足，脊柱及髋关节畸形。

3.腹部检查

（1）腹部形态：注意观察腹型，软尺测耻上子宫底高度及腹围，B 超观察胎先露与骨盆的关系。并测量胎头双顶径、腹围、股骨长综合预测胎儿的体重，判断能否顺利通过骨产道。

（2）胎位异常：骨盆入口狭窄往往因头盆不称，胎头不易入盆，导致胎位异常，如臀先露、肩先露；中骨盆狭窄影响已入盆的胎头内旋转，导致持续性枕横位、枕后位等。

（3）估计头盆关系：正常情况下，部分初产妇在预产期前 2 周，经产妇临产后，胎头应入盆。

如已临产，胎头仍未入盆，则应充分估计头盆关系。检查头盆是否相称的具体方法是：孕妇排空膀胱，仰卧，两腿伸直，检查者将手放在耻骨联合上方，将浮动的胎头向骨盆腔方向推压，如胎头低于耻骨联合平面，表示胎头可以入盆，头盆相称，称为跨耻征阴性；如胎头与耻骨联合在同一平面，表示可疑头盆不称，称为跨耻征可疑阳性；如胎头高于耻骨联合平面，表示头盆明显不称，称为跨耻征阳性。

4.骨盆测量

（1）骨盆外测量：各径线较正常值小 2cm 或更多，为均小骨盆。骶耻外径＜18cm 为单纯扁平骨盆。TO＞8cm，耻骨弓角度＜90°为漏斗骨盆，其中 TO=7.5cm 为轻度漏斗骨盆；TO≤7.0cm 为重度漏斗骨盆。骨盆两侧斜径及同侧直径，两者相差＞1cm 为偏斜骨盆。

（2）骨盆内测量：DC＜11.5cm，骶岬突出为骨盆入口平面狭窄属单纯扁平骨盆。中骨盆狭窄与骨盆出口平面狭窄往往同时存在，应测量坐骨棘间径、坐骨切迹宽度、出口后矢状径。如坐骨棘间径＜10cm，坐骨切迹宽度＜2 横指，为中骨盆狭窄。如 TO≤7.0cm，应测量出口后矢状径及检查骶尾关节活动度，如 TO 与出口后矢状径之和＜15cm，为骨盆出口狭窄。

（三）对母儿的影响

1.对产妇的影响

（1）骨盆入口狭窄：影响胎先露部衔接，易发生胎位异常，引起继发性宫缩乏力，导致产程延长及停滞。

（2）中骨盆狭窄：影响胎头内旋转，易发生持续性枕横位或枕后位。

（3）胎头长时间嵌顿于产道内，压迫软组织引起局部缺血、水肿、坏死、脱落，产后易形成生殖道瘘。

（4）胎膜早破及手术助产增加感染机会。

（5）梗阻性难产如不及时处理，可导致先兆子宫破裂甚至子宫破裂，危及产妇生命。

2.对胎儿和新生儿的影响

（1）头盆不称易发生胎膜早破，脐带脱垂，导致胎儿窘迫，甚至胎死宫内。

（2）产程长，胎头受压，缺血缺氧，易发生颅内出血。

（3）骨盆狭窄，手术产机会增多，易发生新生儿产伤及感染。

（四）治疗

明确骨盆狭窄的类型和程度，了解胎位、胎儿大小、胎心、宫缩强弱、宫颈扩张程度、破膜与否，结合年龄、产次、既往分娩史综合分析，决定分娩方式。

1.一般处理

在分娩过程中，消除精神紧张与顾虑，保证营养及水分的摄入，必要时补液。同时严密观察宫缩、胎心、产程进展及胎先露下降程度。

2.骨盆入口平面狭窄的处理

（1）绝对性入口狭窄：骶耻外径＜16cm，入口前后径＜8.5cm，足月活胎不能入盆，择期剖宫产术。

（2）相对性入口狭窄：骶耻外径 16～18cm，骨盆入口前后径 8.5～9.5cm，足月胎儿体重 3000g 左右，胎心正常，可在严密观察下试产。如规律宫缩 6～8h，胎头仍未能入盆，或伴有胎儿窘迫，应行剖宫产术结束分娩。

骨盆入口狭窄，主要为单纯扁平骨盆孕妇，于妊娠末期或临产后，胎头矢状缝只能衔接于入口横径上，胎头侧屈使两顶骨先后依次入盆，呈不均倾式嵌入骨盆入口，称为头盆倾势不均。如前顶骨先嵌入，矢状缝偏后，称前不均倾；后顶骨先嵌入，矢状缝偏前，称后不均倾。当胎头双顶径均通过骨盆入口平面时，即能较顺利地经阴道分娩。

3.中骨盆及骨盆出口狭窄的处理

在分娩过程中，胎儿在中骨盆完成俯屈和内旋转动作，如中骨盆狭窄，则胎头俯屈和内旋转受阻，易发生持续性枕横位或枕后位。如宫口开全，胎头双顶径已超过坐骨棘水平"S+2"或更低，可经阴道行低位产钳或胎头吸引器助产。如胎头双顶径未达"S+2"，应行剖宫产术。骨盆出口平面是产道的最低部位，应于临产前对胎儿大小、头盆关系做出充分估计，决定能否阴道分娩，不可进行试产。如 TO≤7.0cm，应测出口后矢状径，如两者之和＞15cm 时，多数胎儿可经阴道利用出口后三角空隙分娩；如两者之和＜15cm，足月胎儿一般不能经阴道分娩，应择期行剖宫产术。

4.均小骨盆的处理

除了胎儿较小有试产可能外，多数有头盆不称，应择期行剖宫产术。

5.畸形骨盆的处理

根据畸形骨盆狭窄程度、胎儿大小、产力等情况具体分析，如畸形导致头盆不称，应择期行剖宫产术。

二、软产道异常

软产道包括子宫下段、宫颈及阴道。软产道异常所致的难产少见，容易被忽略。应在妊娠早期常规行双合诊检查，了解软产道有无异常。

（一）阴道异常

1.阴道横膈

阴道横膈多位于阴道上段，在横膈中央或稍偏一侧多有一小孔，易被误认为宫颈外口，产程中常因胎先露下降缓慢或受阻，阴道检查后发现。

治疗：当横膈被撑薄，直视下自小孔将隔作"X"形切开，因胎先露下降压迫，故通常无明显出血。待分娩结束后，再切除剩余的隔，用肠线间断或连续缝合残端。如横膈高且坚厚，阻碍胎先露下降，则需行剖宫产术。

2.阴道纵隔

阴道纵隔常伴有双子宫、双宫颈。位于一侧子宫内的胎儿下降，通过该侧阴道娩出时，纵隔被推向对侧，分娩多无障碍。当纵隔发生于单宫颈时，有时位于胎先露前方，随之下降，如纵隔薄可自行断裂，分娩无障碍。如纵隔厚，阻碍胎先露部下降时，须在纵隔中间剪断，待分娩结束后，再剪除剩余部分，用肠线间断或连续缝合残端。

3.阴道狭窄

由于产伤、药物腐蚀、手术感染致使阴道瘢痕挛缩形成阴道狭窄者，如位置低、狭窄轻，可行较大的侧切，经阴道分娩。如位置高、狭窄重、范围广，应行剖宫产术。

4.阴道尖锐湿疣

妊娠期湿疣生长迅速，早期可治疗。体积大、范围广的阴道尖锐湿疣可阻碍分娩，容易发生裂伤，血肿及感染。为预防新生儿感染，患喉乳头状瘤，以行剖宫产术为宜。

（二）宫颈异常

1.宫颈外口黏合

宫颈外口黏合多在分娩受阻时发现，当宫颈管已消失而宫口不扩张，仍为一很小的小孔，通常用手指稍加压力分离黏合的小孔，宫口则很快开全。偶有宫口不开大，需行剖宫产术。

2.宫颈水肿

宫颈水肿多见于枕后位或滞产，宫口未开全而产妇过早屏气，致使宫颈前唇长时间被压于胎头与耻骨联合之间，血液回流受阻引起水肿，影响宫颈扩张。可应用 50%硫酸镁湿热敷局部，促使水肿消失，宫口即可继续扩张；也有用地西泮 5～10mg 局部多点注入或静脉缓慢推注，待宫口近开全，用手将水肿的宫颈前唇上推，使其越过胎头，则可经阴道分娩。如经上述处理宫口不继续扩张，应行剖宫产术。

3.宫颈瘢痕

宫颈陈旧性裂伤，或宫颈锥切术（Leep 术）后、宫颈裂伤修补术后、宫颈深部电烙术后等所致的宫颈瘢痕，通常于妊娠后可能软化，但如果宫缩很强，宫颈仍不扩张，不宜久等，应行剖宫产术。

4.子宫颈癌

此时宫颈硬而脆，缺乏伸展性，临产后影响宫颈扩张，如阴道分娩，有发生大出血、裂伤、感染和癌扩散的危险，故不应经阴道分娩，而应行剖宫产术，术后可行放射治疗。如为早期浸润癌，可先行剖宫产术，同时行广泛全子宫切除术及盆腔淋巴结清扫术。

5.宫颈肌瘤

生长于子宫下段和宫颈的较大肌瘤，占据盆腔或阻塞于骨盆入口时，影响胎先露部进入骨盆入口，应行剖宫产术；如肌瘤在骨盆入口以上而胎头已入盆，肌瘤不阻塞产道则可经阴道分娩。

第三节　胎位异常

　　胎位异常是造成难产的常见因素之一。分娩时枕前位（正常胎位）约占 90%，而胎位异常约占 10%，其中胎头位置异常居多，占 6%～7%，有胎头在骨盆腔内旋转受阻的持续性枕横（后）位，有因胎头俯屈不良呈不同程度仰伸的面先露，还有胎头高直位、前不均倾位等。胎产式异常的臀先露占 3%～4%，肩先露已极少见。此外还有复合先露。明显的胎位异常、胎儿发育异常，软产道或骨产道异常，在产前容易诊断，而多数的异常分娩发生在分娩过程中，必须仔细观察产程，绘制产程图，结合病史、体格检查，综合分析才能及时发现下列异常情况。

　　产妇出现全身衰竭症状：由于产程延长，产妇烦躁不安，体力衰竭，严重者出现脱水、代谢性酸中毒及电解质紊乱。由于自主神经功能紊乱引起肠蠕动减弱及膀胱平滑肌无力，导致肠胀气和尿潴留，应及时发现并予以纠正。

　　胎头下降受阻：头先露并不均能经阴道分娩，头位难产并不少见。临产后，一旦发现胎头下降受阻，应想到骨盆狭窄、胎位异常、子宫收缩乏力、软产道异常、胎头过大、胎儿畸形、子宫痉挛狭窄环等可能。潜伏期胎头迟迟不入盆，应警惕宫缩乏力及头盆不称，应检查胎头有无跨耻征。活跃期及第 2 产程，应检查胎头下降速度及胎方位。

　　宫颈口扩张延缓或阻滞：临产后，初产妇宫颈口扩张有明显的规律性，即潜伏期约 8h，可使宫颈口扩张至 3cm，活跃期约需 4h，可使宫颈口开全。若进入活跃期，当初产妇宫颈口扩张速度<1.2cm/h 或经产妇宫颈口扩张速度<1.5cm/h，产程无进展，提示可能有无效子宫收缩或子宫收缩乏力，宫颈水肿、宫颈坚韧及宫颈瘢痕，头盆不称，胎位异常、巨大胎儿，中骨盆或骨盆出口平面狭窄。

　　子宫收缩力异常：首先区别是协调性或不协调性子宫收缩乏力或过强，然后区分单纯性子宫收缩乏力或由其他原因所造成。临床上多见继发性宫缩乏力，当骨盆狭窄、头盆不称或胎位异常时，产程开始一段时间宫缩正常，随着产程进展，胎头下降受阻，使胎头不能紧贴子宫下段及宫颈内口，造成继发性子宫收缩乏力。产妇精神紧张或不适当地应用缩宫素，可出现子宫收缩不协调。如双胎妊娠及羊水过多时，子宫壁过度伸展致使子宫收缩乏力等，如不及时处理，可使产程延长。子宫收缩过强，胎头下降受阻，可发生先兆子宫破裂甚至子宫破裂。因此，必须及时发现子宫收缩力异常，查明原因，及时处理。

胎膜早破：头盆不称或胎位异常时，先露部与骨盆之间有空隙，前后羊水交通，致使前羊水囊压力不均，当宫缩时，胎膜承受压力过大而破裂。羊水过多、双胎妊娠、重度宫颈裂伤也容易发生胎膜早破，胎膜早破往往是异常分娩的征兆，必须查明有无头盆不称或胎位异常，破膜后应立即听胎心音，注意有无脐带脱垂。

胎儿窘迫：由于产程延长，导致胎儿缺氧，胎儿代偿能力下降或失代偿可出现胎儿窘迫征象（胎心率>160 次/分或<120 次/分，胎心率快慢不规律，羊水污染，胎儿头皮血 pH 值<7.24），应查清胎儿窘迫原因，及时处理。

一、持续性枕后位、枕横位

（一）概述

在分娩过程中，胎头以枕后位或枕横位衔接。在下降过程中，胎头枕部因强有力宫缩绝大多数能向前转 135°或 90°，转成枕前位自然分娩。仅有 5%～10%胎头枕骨持续不能转向前方，直至分娩后期仍位于母体骨盆后方或侧方，致使分娩发生困难者，称为持续性枕后位。国外报道发病率均为 5%左右。

1.病因

（1）骨盆异常：常发生于男型骨盆或类人猿型骨盆。这两类骨盆的特点是骨盆入口平面前半部较狭窄，不适合胎头枕部衔接，后半部较宽，胎头容易以枕后位或枕横位衔接。这类骨盆常伴有中骨盆平面及骨盆出口平面狭窄，影响胎头在中骨盆平面向前旋转，为适应骨盆形态而成为持续性枕后位或持续性枕横位。由于扁平骨盆前后径短小，均小骨盆各径线均小，而骨盆入口横径最长，胎头常以枕横位入盆，由于骨盆偏小，胎头旋转困难，胎头便持续在枕横位。

（2）胎头俯屈不良：若以枕后位衔接，胎儿脊柱与母体脊柱接近，不利于胎头俯屈，胎头前囟成为胎头下降的最低部位，而最低点又常转向骨盆前方，当前囟转至前方或侧方时，胎头枕部转至后方或侧方，形成持续性枕后位或持续性枕横位。

（3）子宫收缩乏力：影响胎头下降、俯屈及内旋转，容易造成持续性枕后位或枕横位。

（4）头盆不称：头盆不称使内旋转受阻，而呈持续性枕后位或枕横位。

2.临床特征

（1）临床表现：临产后胎头衔接较晚及俯屈不良，由于枕后位的胎先露部不易紧贴子宫下段及宫颈内口，常导致协调性宫缩乏力及宫口扩张缓慢。因枕骨持续位于骨盆后方压迫直肠，产妇自觉肛门坠胀及排便感，致使宫口尚未开全时过早使用腹压，容易导致宫颈前唇水肿和产妇疲劳，影响产程进展。持续性枕后位常致活跃期晚期及第 2 产程延长。若在阴道口虽已见到胎发，历经多次宫缩时屏气却不见胎头继续顺利下降时，应想到可能是持续性枕后位。

（2）腹部：检查在宫底部触及胎臀，胎背偏向母体后方或侧方，在对侧明显触及胎儿肢体。若胎头已衔接，有时可在胎儿肢体侧耻骨联合上方扪到胎儿颏部。胎心在脐下一侧偏外方听得最响亮，枕后位时因胎背伸直，前胸贴近母体腹壁，胎心在胎儿肢体侧的胎胸部位也能听到。

（3）肛门检查或阴道检查：当肛查宫口部分扩张或开全时，若为枕后位，感到盆腔后部空虚，查明胎头矢状缝位于骨盆斜径上。前囟在骨盆右前方，后囟（枕部）在骨盆左后方则为枕左后位，反之为枕右后位。查明胎头矢状缝位于骨盆横径上，后囟在骨盆左侧方，则为枕左横位，反之为枕右横位。当出现胎头水肿、颅骨重叠、囟门触不清时，需行阴道检查借助胎儿耳郭及耳屏位置及方向判定胎位，若耳郭朝向骨盆后方，诊断为枕后位；若耳郭朝向骨盆侧方，诊断为枕横位。

（4）B 型超声检查：根据胎头颜面及枕部位置，能准确探清胎头位置以明确诊断。

3.分娩机制

胎头多以枕横位或枕后位衔接，在分娩过程中，若不能转成枕前位时，其分娩机制如下。

（1）枕左（右）后位：胎头枕部到达中骨盆向后行 45° 内旋转，使矢状缝与骨盆前后径一致。胎儿枕部朝向骶骨呈正枕后位。其分娩方式如下。①胎头俯屈较好：胎头继续下降，前囟先露抵达耻骨联合下时，以前囟为支点，胎头继续俯屈使顶部及枕部自会阴前缘娩出。继之胎头仰伸，相继由耻骨联合下娩出额、鼻、口、颏。此种分娩方式为枕后位经阴道助娩最常见的方式。②胎头俯屈不良：当鼻根出现在耻骨联合下缘时，以鼻根为支点，胎头先俯屈，从会阴前缘娩出前囟、顶部及枕部，然后胎头仰伸，便鼻、口、颏部相继由耻骨联合下娩出。因胎头以较大的枕额周径旋转，胎儿娩出更加困难，多需手术助产。

（2）枕横位：部分枕横位于下降过程中无内旋转动作，或枕后位的胎头枕部仅向前旋转 45°，成为持续性枕横位。持续性枕横位虽能经阴道分娩，但多数需用手或行胎头吸引术将胎头转成枕前位娩出。

4.对母儿影响

（1）对产妇的影响：胎位异常导致继发性宫缩乏力，使产程延长，常需手术助产，容易发生软产道损伤，增加产后出血及感染机会。若胎头长时间压迫软产道，可发生缺血坏死脱落，形成生殖道瘘。

（2）对胎儿的影响：第 2 产程延长和手术助产机会增多，常出现胎儿窘迫和新生儿窒息，使围生儿死亡率增高。

（二）防治

持续性枕后位、枕横位在骨盆无异常、胎儿不大时，可以试产。试产时应严密观察产程，注意胎头下降、宫口扩张程度、宫缩强弱及胎心有无改变。

1.第 1 产程

（1）潜伏期：需保证产妇充分营养与休息。若有情绪紧张，睡眠不好，可给予派替啶或地西泮。让产妇朝向胎背的对侧方向侧卧，以利胎头枕部转向前方。若宫缩欠佳，应尽早静脉滴注缩宫素。

（2）活跃期：宫口开大 3～4cm 产程停滞除外，头盆不称可行人工破膜，若产力欠佳，静脉滴注缩宫素。若宫口开大每小时 1cm 以上，伴胎先露部下降，多能经阴道分娩。在试产过程中，出现胎儿窘迫征象，应行剖宫产术结束分娩。若经过上述处理效果不佳，每小时宫口开大<1cm 或无进展时，则应剖宫产结束分娩。宫口开全之前，嘱产妇不要过早屏气用力，以免引起宫颈前唇水肿，影响产程进展。

2.第 2 产程

若第 2 产程进展缓慢，初产妇已近 2h，经产妇已近 1h，应行阴道检查。当胎头双顶径已达坐骨棘平面或更低时，可先行徒手将胎头枕部转向前方，使矢状缝与骨盆出口前后径一致，或自然分娩，或阴道助产（低位产钳术或胎头吸引术）。若转成枕前位有困难时，也可向后转成正枕后位，再以产钳助产。若以枕后位娩出时，需做较大的会阴后一斜切开，以免造成会阴裂伤。若胎头位置较高，疑有头盆不称，需行剖宫产术，中位产钳禁止使用。

3.第 3 产程

因产程延长，容易发生产后宫缩乏力，胎盘娩出后应立即静脉注射或肌内注射子宫收缩剂，以防发生产后出血。有软产道裂伤者，应及时修补。新生儿应重点监护。凡行手术助产及有软产道裂伤者，产后应给予抗生素预防感染。

二、抬头高直位

（一）概述

胎头以不屈不仰姿势衔接于骨盆入口，其矢状缝与骨盆入口前后径相一致，称为胎头高直位。发病率国内文献报道为 1.08%，国外资料报道为 0.6%～1.6%。胎头枕骨向前靠近耻骨联合者称为胎头高直前位，又称枕耻位；胎头枕骨向后靠近骶岬者称为胎头高直后位，又称枕骶位。胎头高直位对母儿危害较大，应妥善处理。

1.病因

与下述因素可能有关：头盆不称，骨盆入口平面狭窄，胎头大，腹壁松弛，胎膜早破，均可使胎头矢状缝有可能被固定在骨盆前后径上，形成胎头高直位。

2.临床特征

（1）临床表现：由于临产后胎头不俯屈，进入骨盆入口的胎头径线增大，胎头迟迟不衔接，使胎头不下降或下降缓慢，宫口扩张也缓慢，致使产程延长，常感耻骨联合部位疼痛。

（2）腹部检查：胎头高直前位时，胎背靠近腹前壁，不易触及胎儿肢体，胎心位置稍高，在近腹中线听得最清楚。胎头高直后位时，胎儿肢体靠近腹前壁，有时在耻骨联合上方可清楚触及胎儿下颏。

（3）阴道检查：因胎头位置高，肛查不易查清，此时应做阴道检查。发现胎头矢状缝与骨盆入口前后径一致，后囟在耻骨联合后，前囟在骶骨前，为胎头高直前位，反之为胎头高直后位。

（4）B型超声检查：可探清胎头双顶径与骨盆入口横径一致，胎头矢状缝与骨盆入口前后径一致。

3.分娩机制

胎头高直前位临产后，胎头极度俯屈，以胎头枕骨在耻骨联合后方为支点，使胎头顶部、额部及颏部沿骶岬下滑入盆衔接、下降，双顶径达坐骨棘平面以下时，以枕前位经阴道分娩。若胎头高直前位胎头无法入盆，需行剖宫产术结束分娩。高直后位临产后，胎背与母体腰骶部贴近，妨碍胎头俯屈及下降，使胎头处于高浮状态迟迟不能入盆，即使入盆下降至盆底也难以向前旋转180°，故以枕前位娩出的可能性极小。

（二）防治

胎头高直前位时，若骨盆正常、胎儿不大、产力强，应给予充分试产机会，加强宫缩促使胎头俯屈，胎头转为枕前位可经阴道分娩或阴道助产，若试产失败再行剖宫产术结束分娩。胎头高直后位因很难经阴道分娩，一经确诊应行剖宫产术。

三、前不均倾位

（一）概述

枕横位的胎头（胎头矢状缝与骨盆入口横径一致）以前顶骨先入盆称前不均倾位，其发病率约为0.68%。

1.病因

常发生在骨盆倾斜度过大，腹壁松弛，悬垂腹时，因胎儿身体向前倾斜，使胎头前顶骨先入盆，此时若合并头盆不称因素更易发生。

2.临床特征

（1）临床表现：产程延长，胎头迟迟不衔接，即使衔接也难以顺利下降，多在宫口扩张至 3～5cm 时即停滞不前，因前顶骨紧嵌于耻骨联合后方，压迫尿道及宫颈前唇，导致尿潴留、宫颈前唇水肿及胎膜早破。胎头受压过久，可出现胎头水肿。

（2）腹部检查：前不均倾位的胎头不易入盆。在临产早期，于耻骨联合上方可扪到胎头前顶部。随产程进展，胎头继续侧屈使胎头与胎肩折叠于骨盆入口处，因胎头折叠于胎肩之后使胎肩高于耻骨联合平面，于耻骨联合上方只能触到一侧胎肩而触不到胎头，易误认为胎头已入盆。

（3）阴道检查：胎头矢状缝在骨盆入口横径上，向后移靠近骶岬，同时前后囟一起后移。前顶骨紧嵌于耻骨联合后方，产瘤大部分位于前顶骨，因后顶骨的大部分尚在骶岬之上，致使盆腔后半部空虚。耻骨联合后方成为均倾姿势。少数以前顶骨先入盆，由于耻骨联合后平面直而无凹陷，前顶骨紧紧嵌顿于耻骨联合后，使后顶骨架在骶岬之上无法下降入盆。偶见骨盆宽大、胎儿较小、宫缩强，前顶骨降至耻骨联合后，经侧屈后顶骨能滑过而入盆。

（二）防治

一旦确诊为前不均倾位，除极个别胎儿小、宫缩强、骨盆宽大可给予短时间试产外，均应尽快以剖宫产结束分娩。

第八章　产褥期疾病

第一节　产褥感染

产褥感染是指分娩时及产褥期生殖道受病原体感染，引起局部和全身的炎性反应。产褥病率是指分娩 24h 以后的 10 日内，体温有 2 次达到或超过 38℃（每次测量体温间隔 4h）。产褥病率常由产褥感染引起，但也可由生殖道以外的其他感染引起，如泌尿系统感染、乳腺炎、上呼吸道感染、血栓性静脉炎等。

一、病因

（一）病原体种类

致病性病原体包括：

（1）内源性：孕期及产褥期生殖道内寄生大量需氧菌、厌氧菌、假丝酵母菌及支原体等，以厌氧菌为主。

（2）外源性：以性传播疾病的病原体为主，如支原体、衣原体、淋病奈瑟菌等，此外在特定环境下的非致病菌也可成为条件致病菌。

（二）感染途径

分为外源性及内源性感染。

（1）外源性感染：由外界病原菌进入产道所致。可由被污染的衣物、用具、各种手术器械、敷料、临产前性生活等途径侵入产道。

（2）内源性感染：正常孕妇生殖道或其他部位寄生的病原体，当机体抵抗力降低时或细菌毒力、细菌数量增加时而致病。孕妇生殖道病原体不仅可以导致产褥感染，而且在孕期即可通过胎盘、胎膜、羊水间接感染胎儿，并导致流产、早产、死胎、胎膜早破等。

二、病理及临床表现

发热、腹痛和异常恶露是主要的临床表现。由于机体抵抗力不同，炎症反应的程度、范围和部位的不同，临床也表现有所不同。根据感染发生的部位将产褥感染分为以下几种类型：

（一）急性外阴、阴道、宫颈炎

分娩时会阴部损伤或手术产导致感染。会阴伤口感染表现为会阴部疼痛，伤口红肿、伤口裂开，压痛明显或脓性分泌物流出，可有低热。阴道裂伤及挫伤感染表现为黏膜充血、水肿、溃烂，脓性分泌物。宫颈裂伤感染可向深部蔓延，达宫旁组织，引起盆腔结缔组织炎。

（二）急性子宫内膜炎、子宫肌炎

由病原体经胎盘剥离面侵犯至蜕膜者为子宫内膜炎，侵及子宫肌层者为子宫肌炎，两者常伴发。临床表现为阴道有大量脓性分泌物并有异味，当炎症波及子宫肌壁时，子宫压痛明显，子宫复旧不良，可伴高热、寒战、头痛，白细胞明显增高等。

（三）急性盆腔结缔组织炎、急性输卵管炎

病原体通过淋巴道或血行侵及宫旁组织，并延及输卵管及其系膜。临床表现主要为一侧或双侧下腹持续性剧痛，妇检或肛查可触及宫旁组织增厚或有边界不清的实质性包块，压痛明显，常常伴有寒战和高热。炎症可在子宫直肠窝积聚形成盆腔脓肿，如脓肿破溃则向上播散至腹腔。如侵及整个盆腔，使整个盆腔增厚呈巨大包块状，不能辨别其内各器官，整个盆腔似乎被冻结，称为"冰冻骨盆"。

（四）急性盆腔腹膜炎、弥漫性腹膜炎

炎症扩散至子宫浆膜层，形成盆腔腹膜炎，继续发展为弥漫性腹膜炎，出现全身中毒症状：高热、寒战、恶心、呕吐、腹胀、下腹剧痛，体检时下腹明显压痛、反跳痛。腹膜炎性渗出及纤维素沉积可引起肠粘连，可在直肠子宫陷凹形成局限性脓肿，或刺激肠管和膀胱导致腹泻、里急后重及排尿异常。如病情不能彻底控制可发展为慢性盆腔炎。

（五）血栓性静脉炎

少见。

1.盆腔血栓性静脉炎

常累及盆腔脏器静脉或者累及下腔静脉，多发生在产后1～2周，表现为寒战、高热，且反复发作，可持续数周，不易与急性盆腔结缔组织炎鉴别。

2.下肢血栓性静脉炎

病变多位于一侧股静脉和腘静脉及大隐静脉，表现为弛张热，下肢持续性疼痛，局部静脉压痛或触及硬索状包块，血液循环受阻，下肢水肿，皮肤发白，称为"股白肿"。可通过彩色多普勒B超血流显像协助诊断。

（六）脓毒血症及败血症

细菌进入血液循环引起脓毒血症、败血症，当感染血栓脱落时可致肺、脑、肾脓肿或栓塞死亡。

三、诊断

（一）详细询问病史

对产后发热者，应排除引起产褥病率的其他疾病。

（二）全身及局部检查

仔细检查，以确定感染部位及严重程度。

（三）辅助检查

检测血象及血清C-反应蛋白，有助于早期诊断。影像学手段对炎性包块、脓肿做出定位及定性诊断。

（四）确定病原体

通过宫腔分泌物、脓肿穿刺物等做细菌培养及药敏试验。

四、鉴别诊断

本病主要与急性肾盂肾炎、急性乳腺炎等感染相鉴别。

五、治疗

（一）一般治疗

半卧位休息，有利于恶露引流。加强营养，纠正水、电解质失衡；如病情严重或贫血者，多次少量输新鲜血或血浆。

（二）药物治疗

（1）抗感染治疗：未能确定病原体时，根据临床表现选用广谱高效抗生素，然后根据细菌培养及药物敏感试验结果调整抗生素。病情危重者可短期加用肾上腺皮质激素，以提高机体的应急能力。

（2）血栓性静脉炎的治疗：有条件者请血管外科会诊。在抗感染同时加用抗凝治疗，用药期间需监测凝血功能。

（三）手术治疗

1.局部病灶的处理

有宫腔残留者予以清宫，有脓肿者切开引流，盆腔脓肿行阴道后穹隆穿刺或切开引流。

2.严重的子宫感染

经积极的抗感染治疗无效，病情继续扩展恶化者，尤其是出现败血症、脓毒血症者，必要时行子宫全切术或子宫次全切除术。

第二节　产褥期抑郁症

妊娠是妇女在人生中经过的正常生理过程，但由于在妊娠、分娩、产后恢复等一系列过程中妇女的内分泌状态、生理和心理都产生了巨大的变化，尤其是在产褥期这个充满压力和应激的时段容易诱发精神疾患，或使原有精神疾病旧病复发或症状加重。据调查，产褥期妇女精神疾病的发病率明显高于妇女的其他时期，其中尤其以产褥期抑郁症较常见。1968年Pitt首次将产妇在产褥期内出现抑郁症状，称为产褥期抑郁症（postpartum depression）。近20年来，随着心身医学日趋受到广大临床医务工作者的重视，孕产妇的心理卫生健康也越来越受到大家的关注。产褥期抑郁症的发病率在国外报道可高达 30%左右，国内发病率为 15%左右。

一、病因

病因不明，可能与下列因素有关：遗传因素、心理因素、妊娠因素、分娩因素和社会因素等。

（一）遗传因素

有精神病家族史的产妇，其产后抑郁症的发生率亦特别高，这提示可能在这些家族中存在抑郁症的易感因子，这样的产妇更易受外界因素的影响而发病。

（二）心理因素

产褥期抑郁症的发生与产妇孕前的心理素质、心理承受能力及个性特征密切相关，产褥期抑郁症多见于以自我为中心、情绪不稳定、固执、性格内向等。

（三）内分泌因素

妇女在妊娠、分娩过程中内分泌发生几次大的变化，内分泌的变化与产褥期抑郁症的关系尚不十分清楚。有研究表明，胎盘类固醇与孕产妇的情绪变化有关。胎盘类固醇升高，可以使孕产妇情绪愉快，反之可以使产妇表现抑郁。产褥期抑郁症与垂体、甲状腺功能低下有关。

（四）妊娠因素

妇女妊娠以后，首先表现为兴奋状态，但接下来就面临许多精神上的压力，常常考虑胎儿是否畸形、胎儿是否正常、生产过程能否正常顺利等各种和胎儿、分娩有关的问题，这些问题在分娩以前一直困扰着孕妇，使孕妇表现为焦虑和抑郁。

（五）生产因素

生产过程是产褥期抑郁症的一个重要的诱因，分娩疼痛、其他产妇情绪的影响、产程的长短及不同分娩方式给产妇的刺激不同，均可使孕妇在心理上、生理上产生不平衡，诱发产后抑郁症。

（六）社会因素

社会因素的压力来自三个方面：

（1）妊娠期不愉快事件的发生，如夫妻关系不和睦、家人下岗、家庭经济条件差等。

（2）不良的妊娠结局，担心社会、家庭的压力，如死胎、胎儿畸形等。

（3）有的家庭特别在意婴儿的性别，也可成为诱发产褥期抑郁症的重要因素。

二、临床表现

产褥期抑郁症的主要表现是抑郁，多在产后2周内发病，产后4～6周症状明显。产妇多表现为心情压抑、沮丧、感情淡漠、不愿与人交流，甚至与丈夫也会产生隔阂。有的产妇还可表现为对生活、对家庭缺乏信心，主动性下降，流露出对生活的厌倦，平时对事物反应迟钝，注意力不易集中，食欲、性欲均明显减退。产褥期抑郁症患者可伴有头晕、头痛、胃部不适、心率加快、呼吸增加、便秘等症状，有的产妇有思维障碍、迫害妄想，甚至出现伤婴或自杀行为。

三、治疗

产褥期抑郁症通常不能很好地诊断和进行适宜的治疗，所以必须引起我们的充分重视。产褥期抑郁症的治疗包括心理治疗和药物治疗。

（一）心理治疗

心理治疗对产褥期抑郁症非常重要。心理治疗的关键是：①增强患者的自信心，提高患者的自我价值意识。②根据患者的个性特征、心理状态、发病原因给予个体化的心理辅导，解除致病的心理因素。③另外，还应对有自杀倾向和杀婴倾向的患者进行有效的监护。

（二）药物治疗

重症患者单纯心理治疗远远不够，还应进行药物治疗。选用抗抑郁症的药物以不进入乳汁为佳，目前常用的药物有：

1.氟西汀

选择性地抑制中枢神经系统5-羟色胺的再摄取，延长和增加5-羟色胺的作用，从而产生抗抑郁作用，每日20mg，分1～2次口服，根据病情可增加至每日80mg。

2.帕罗西汀

通过阻止 5-羟色胺的再吸收而提高神经突触间隙内 5-羟色胺的浓度，从而产生抗抑郁作用。每日 20mg，一次口服，连续用药 3 周后，根据病情增减剂量，1 次增减 10mg，间隔不得少于 1 周。

3.舍曲林

作用机制同帕罗西汀，每日 50mg，一次口服，数周后可增加至每日 100～200mg。

4.阿米替林

阿米替林为常用的三环类抗抑郁药，每日 50mg，分 2 次口服，渐增至每日 150～300mg，分 2～3 次服。维持量每日 50～150mg。

四、预防

产褥期抑郁症的发生受到许多社会因素、心理因素及妊娠因素的影响。因此，加强对孕妇的精神关怀，了解孕妇的生理特点和性格特点，运用医学心理学、社会学知识，及时接触致病的心理因素、社会因素，在孕期和分娩过程中，多给一点关心、爱护，对于预防产褥期抑郁症具有积极意义。

（1）加强围生期保健，利用孕妇学校等多种渠道普及有关妊娠、分娩常识，减轻孕妇对妊娠、分娩的紧张、恐惧心情，完善自我保健。

（2）对有精神疾患家族史的孕妇，应定期密切观察，避免一切不良刺激，给予更多的关爱、指导。

（3）在分娩过程中，医护人员要充满爱心和耐心，尤其对产程长、精神压力大的产妇，更需要耐心解释分娩过程。

（4）对于有不良分娩史、死胎、畸形胎儿的产妇，应向她们说明产生的原因，用友善、亲切、温和的语言，给予她们更多的关心，鼓励她们增加自信心。

（5）产妇是一个特殊的群体，需要特殊的爱，这个爱来自丈夫、家庭、朋友及社会等各个方面，相信只要大家多一点微笑，就会少一点"产褥期抑郁症"。

五、预后

本病预后良好，约 70%患者于 1 年内治愈，但再次妊娠有 20%复发率。其下一代的认知能力可能受到一定影响。

第三节　晚期产后出血

晚期产后出血指分娩 24h 后，在产褥期内发生的子宫大量出血。产妇多伴有寒战、低烧。产后 1～2 周发病最常见。

一、病因与临床表现

（一）胎盘、胎膜、蜕膜残留

常见于阴道分娩后。临床表现为血性恶露持续时间延长，反复出血或者突然大出血，多发生于产后 10 天左右。检查发现子宫复旧不全，宫口松弛，有时可见残留组织堵塞宫口，B 超检查示子宫内膜线不清，宫腔内有强光团回声。若蜕膜剥离不全，影响子宫复旧，容易继发子宫内膜炎，导致晚期产后出血。B 超检查显示子宫内膜线不清，宫腔内可能有细小光团回声或液性暗区。宫腔刮取物病理检查见变性、坏死蜕膜细胞，但没有绒毛或胎盘组织。

（二）子宫复旧不良或胎盘附着面感染

常见于子宫内膜感染，引起胎盘附着面复旧不全，子宫收缩欠佳，血窦关闭不全导致出血。

（三）胎盘附着部位复旧不良

胎盘附着部位血管在胎盘排出后即有血栓形成，其后血栓机化、透明样变，血管上皮增厚，管腔狭窄、堵塞，同时底蜕膜深层的残留腺体和内膜重新生长使子宫内膜正常修复，该过程需 6～8 周。如胎盘附着部位发生感染，血栓脱落，血窦重新开放可以导致大出血。妇科检查子宫增大、质软，宫口松弛。B 超检查显示子宫内膜线不清，宫腔内无组织回声。

（四）子宫切口愈合不良

多见于切口的两侧端裂开。造成切口裂开的原因有：

1.切口选择不当

（1）切口过低，由于接近宫颈外口，此处组织结构以结缔组织居多，愈合能力差，且靠近阴道，增加感染机会。

（2）切口过高，切口上缘宫体肌组织与切口下缘子宫下段肌组织厚薄相差大，缝合时不易对齐，愈合不良。

2.缝合不当

切口两端未将回缩血管缝扎，形成血肿；切缘对合不良；缝扎过密或过紧。切口血液循环供应不良等。

3.切口感染

子宫下段横切口距离阴道近，术前有胎膜早破、产程延长、多次阴道检查、术中出血多或贫血等诱因，易发生切口感染。

切口裂开患者常表现为术后2～3周突然发生无痛性大量阴道流血，并反复发作，短时间内患者陷于休克状态。

二、诊断

（一）病史

产后恶露有异味，颜色由暗红变鲜红，反复或突然阴道流血。若为剖宫产，应了解手术指征、术式和术后恢复情况。同时应排除血液系统疾病。

（二）症状和体征

阴道出血，腹痛和发热。双合诊检查发现子宫增大、质软，宫口松弛。

（三）辅助检查

进行血、尿常规检查了解感染和贫血情况；宫腔分泌物培养可辅助指导用药；B超检查子宫大小，宫腔内有无残留物；剖宫产切口愈合情况等；血β-HCG 有助于排除胎盘残留及绒毛膜癌；宫腔刮出物送病理检查等。

三、治疗

（一）少量或中等量阴道流血

可先用子宫收缩药物及足量广谱抗生素保守治疗。

（二）有胎盘、胎膜、蜕膜残留

应行清宫术。刮出物送病检以明确诊断。刮宫前备血、建立静脉通道及开腹手术的准备，刮宫后应继续给予抗生素及子宫收缩药物。

（三）疑剖宫产子宫切口裂开

出血量少可用上述保守治疗，出血量多有条件者采用血管介入技术，必要时行剖腹探查术。

（四）肿瘤引起的出血

应行相应的处理。

四、预防

分娩后应仔细检查胎盘、胎膜是否完整；剖宫产术注意切口位置的选择，避免切口两侧角部撕裂及血肿形成；严格无菌操作，术后应用抗生素预防感染。

第四节　产褥期中暑

产妇在高温闷热环境中，体内余热不能及时散发所引起的中枢神经性体温调节功能障碍称为产褥期中暑（puerperal heat stroke）。表现为高热，水、电解质紊乱，循环衰竭和神经系统功能损害等。此病发病急、病情重、死亡率高。

一、病因

外界气温超过35℃时，机体要依靠蒸发大量汗液来散热，汗液蒸发需要流通的空气得以实现。因门窗紧闭，将产妇关在室内且包头盖被，盛夏季节亦不例外，产妇穿长袖衣、长裤，使居室内及产妇居于高温，严重影响产妇出汗散热。更甚者，产妇有发热症状时，不管是何原因而用衣被覆盖，强行出汗，严重捂压，导致产妇体温调节中枢功能衰竭而出现高热、意识丧失和循环功能衰竭。另外也与产时失血、脱水、体力耗竭而使体温调节功能失常有关。当人体处于超过散热机制的极度负荷时，因体内热蓄积过度而引起高热、中暑。

二、临床表现

（一）先兆中暑

在炎热季节突然出现心悸、口渴、多汗、恶心、呕吐、胸闷、头晕眼花、四肢无力，发病急剧，此时体温正常或低热。

（二）轻度中暑

先兆中暑未及时正确处理，产妇体温开始升高达 38.5℃，皮肤多干燥无汗且有痱疹随后面色潮红，呼吸、心率加快，胸闷。

（三）重度中暑

产妇体温升高达 41℃～42℃，呈稽留热，可出现谵妄、昏迷、抽搐、面色苍白、血压下降、呼吸急促、反射减弱、瞳孔缩小、皮肤干燥无汗、胃肠及皮下出血等危急症候群。若不积极抢救，常在数小时内出现呼吸循环衰竭而死亡。即使幸存也常遗留中枢神经系统障碍的后遗症。

三、诊断和鉴别诊断

在炎热季节，根据患者家居环境闷热、产妇的衣着及临床表现，产褥期中暑不难诊断。但要与产后子痫、产褥感染败血症及季节性传染病如中毒性细菌性痢疾、流行性乙型脑炎相鉴别。要注意产褥感染产妇可发生产褥期中暑，而产褥期中暑患者又可并发产褥感染。

四、预防

产褥期中暑主要在于预防，加强产褥期保健、卫生宣教，破除旧的风俗，居室保持空气流通。避免室温过高很重要。另外，夏季产妇衣着应宽大透气，产妇应多喝水，保持皮肤清洁。此外，产妇及家属应识别产褥中暑的先兆症状，以便及早就医及恰当治疗。

五、治疗

原则是立即改变高热和不通气环境，迅速降温，及时纠正酸中毒和休克，补充水分和氯化钠。

先兆中暑首先要注意通风休息，积极补充水分及中药治疗如给予藿香正气丸口服等。要注意物理降温、输液等对症治疗。重者首先应将患者置于阴凉、通风处，用冷水、乙醇等擦浴，进行快速物理降温，按摩四肢以促进肢体血液循环。但已发生循环衰竭者慎用物理降温，以免使血管收缩加重循环衰竭。可给予糖皮质激素如地塞米松。应重视纠正脑水肿，用20%甘露醇快速静滴，盐酸氯丙嗪25~50mg加于葡萄糖盐水500mL静滴，1~2h滴完，4~6h可重复一次。紧急时也可使用盐酸氯丙嗪加盐酸异丙嗪静滴，使体温降至38℃时，停止降温处理。降温的同时积极纠正酸中毒及水、电解质紊乱。用地西泮、硫酸镁等抗惊厥、解痉。还应重视纠正呼吸、循环衰竭。24h补液量控制在2000~3000mL，并注意补充钾、钠盐。记24h出入量，注意血压、体温、呼吸及心脏、肾情况，加强护理，预防和治疗心、脑、肾合并症，给予抗生素预防感染。

中医中药治疗：针灸疗法，采用人中强刺激，内关、足三里、合谷等穴位刺激，或服用中药汤剂解表发汗，清热解毒。

第九章 孕期监护及保健

第一节 产前检查

分娩前准备是指所有孕妇在妊娠期要安排好住院分娩的场所，当出现临产症状时，应送到预定医院住院，医务人员需仔细耐心的做好分娩前的诊察。产科诊察、体检，包括妊娠期、分娩期以母子两者为重点与其他学科有所不同的检查方法。此时稍有不慎，将失掉治疗机会，给母婴带来损害和后遗症。

孕妇在分娩前身体会发生急骤变化，一般症状轻微，容易被产妇所忽略。医务人员对临产前住院孕产妇应进行以下的检查。

一、分娩前体检

对分娩前住院的产妇检查与孕期检查一样，包括问诊、一般全身检查、腹部外诊、肛查或阴道检查、骨盆测量和化验等。有时产妇临产后，分娩进展急速，很难详细问诊、仔细检查，尤其当产妇临产破水、产程进展快时，容易发生异常和误诊。

（一）体检

首先询问产前检查结果和过去分娩史，核实预产期，了解本次妊娠期间的情况，有无头痛、头昏眼花、浮肿、恶心、呕吐等症或其他不适，然后了解临产后的情况，并做全面查体，包括：

（1）是否已经开始临产及进入产程阶段。

（2）如已临产，是不是正常产程进展，已进入产程何阶段。

（3）母儿有无高危因素。

（4）胎位、胎势是否正常（根据胎体顺骨盆轴均匀下降进入盆腔、产道检查、产力观察、胎儿大小等做出诊断），如发现异常应做进一步检查和处理。

（5）临产后有无合并症发生，对其预后做出初步估测。

（二）问诊

1.对有临产前检查的产妇详问如下情况

（1）阵痛开始时间，自然临产抑或诱发临产。

（2）破水者的破水时间、羊水量、混浊程度、活动时羊水流出情况。

（3）有无出血，出血时间和出血量。

（4）有无阵痛的、规律的子宫收缩，开始于何时，强弱，发作时间和持续时间，有无剧烈疼痛等。

（5）有无阵痛外的疼痛，是上腹痛或下腹痛，有无尿痛、尿急、尿频或排尿困难等异常现象，有无体温增高等。

2.对未做过产前临床检查或外院临时转来已临产者

除详问临产后的情况外尚需详细询问：

（1）病史和产史。

（2）家族史。

（3）妊娠、临产经过情况，在他院检查情况和处理情况，亟待解决什么问题等。

（三）全身一般检查

为了了解母儿情况和临产后产程进展情况，必须做如下的检查。

测量血压、体重、体温、脉搏、呼吸，检查有无浮肿、贫血以及膀胱、直肠有无胀满情况等。

体温、脉搏、呼吸的测试对产妇有无心、肺功能异常和感染有启示作用。测量血压可发现有无慢性高血压合并妊娠或合并妊高征等。体重超量增加提示有隐性水肿，对明显的浮肿、贫血应及时作有效的处理。最后对乳房的发育、乳头是否正常都应注意检查，并及时进行母乳喂养的宣传教育和指导，

（四）腹部诊查

1.望诊

产妇平卧在产床上，医师站在孕妇右侧。检查腹部皮肤瘢痕、妊娠纹、色素沉着、腹部形态等。

2.触诊

注意胎儿大小，胎位，胎先露与骨盆入口的关系，胎头是否衔接，宫高是否与孕周相符以及腹部的一般情况。

（1）子宫底高度：有无压痛、羊水多少，胎位、胎势有无异常。

（2）胎头是否衔接：如果胎头浮动于盆口上应考虑胎头浮动的原因。一般孕38～40周胎头基本进入盆口或衔接，如果孕足月或临产时胎头浮动未入盆者，应考虑有：①盆头不称。②骨盆狭窄。③胎儿过大。④儿头屈曲不良。⑤儿头偏于骶窝。⑥枕后位。⑦枕横位。⑧儿头仰伸。⑨宫颈不成熟或错算预产期等。可做骑跨试验，如胎头高于耻骨联合上为阳性，如压胎头进入盆口为阴性。阳性者有难产可能，必要时作 X 线检查，照骨盆正侧位像以资诊断。

（3）子宫收缩：当阵痛发作时可触摸腹部子宫记录子宫收缩的间隔时间和收缩持续时间，阵痛过强、过弱，都需注意及时给以处理。

（4）宫口开全或发生梗阻可在腹部摸到子宫生理收缩环的高低，发现有无异常等。

3.听诊

随着分娩的进展胎心音逐渐向下移，可在下腹用 DeLee 氏听诊器清楚地听到胎心音，必要时可用胎心率监护仪监护胎心率。以后每听一次胎心与子宫收缩的阵痛曲线同时划在产程图上。连续动态观察母子情况。如果胎心音＜100bpm 或＞160bpm 者，表示胎儿宫内窒息，需积极找出原因给以处理。

（五）肛查或阴道检查

了解胎先露下降情况外诊是粗略的估计，阴道检查可以确诊。

一般正常情况下，为避免感染，对临产产妇应做肛查。医师带指套涂油直接插入肛门直肠内触诊。如肛查不够满意，可借阴道检查证实。但需消毒外阴，带消毒手套。应避免不必要的阴道检查为好。阴道检查包括如下各项：

（1）软产道、会阴伸展情况，耻骨弓高低、形态，有无瘢痕、畸形，有无病变，阴道有无狭窄、静脉曲张，软硬度，宫颈管消失程度，软硬、开大情况、位置等，并给以宫颈评分，可按 Bishop 评分法进行。

（2）有无胎胞凸出，其紧张程度，有无羊水流出。

（3）宫口与胎头间有无胎盘组织、血块等异常情况。

（4）先露部为头则硬，用手指触摸胎头矢状缝位置，有无产瘤、颅骨重叠等现象。注意产瘤大小、位置。前囟门为四角形（菱形）软凹陷，后囟门为三角形软凹陷。

（5）胎先露下降的程度，儿头旋转和倾势情况等。如儿头浮于盆口之上，手指进入阴道检查，触及耻骨联合后面的上方为头，如先露部在坐棘上 2cm 可为-2，如为棘平为=0，如在棘下 2cm 可为+2。儿头已衔接者，此时触不到坐棘，也不需触及；儿头达盆底时，骨盆前、后壁全不能触及，也不需要触及。

（6）有无胎儿四肢或脐带脱出宫口外。

（7）重点测量骨盆骶耻内径及骨盆中段大小，骨盆侧壁形状，盆腔有无狭窄，骶尾关节活动否，坐骨棘间径及后矢状径的大小，骶骨弧度、前翘、稍弯、平直、外展、勾状等以及耻骨联合内面有无不平等。但如胎头已达盆底则不需勉强检查。

（8）如已破水，对羊水性质、羊水混浊、羊水胎便样，分泌物有无臭味等均应做出判断。

（9）羊膜未破者，可借羊膜镜观察羊水混浊程度、羊水量的多少。

（六）产程进展图

产程进展图即产妇临产即开始记录，包括有关分娩的问诊，诊察所见，产程动态观察结果，如宫口开大度、胎头下降度、胎心率、子宫阵痛的间隔时间和持续时间及随着时间变化有无改变。上述各项均一一记录在产程图纸上。最后将所记录的产程经过描绘成曲线，可以一目了然的观察到产程的全貌。

产程图应详细记录：

1.临产开始的判断

（1）问诊时注意阵痛：由不规则的子宫收缩逐渐进入规律性阵痛，时间由 10～6min 逐渐缩短到 6～2min，鉴别是临产前阵痛还是假阵痛或与阵痛无关的疼痛，主要看阵痛是否由弱变强。以手触摸子宫的硬度，观察其间歇时间，持续时间、强弱，记录在产程图的子宫收缩曲线上。鉴别假阵痛与分娩初期的不规则子宫收缩可给镇静剂或注射杜冷丁，如为假临产宫缩，则子宫收缩停止，否则即是临产开始的轻微的子宫收缩，有周期性乃为分娩的开始。

（2）血性分泌物：为产兆开始的征象之一，经问诊或阴道检查测知，破水的有无以羊水流出的量和有无混浊来判断。

（3）阴道检查：仔细辨认临产后宫口开大度，胎胞凸，子宫收缩时宫口开大进展程度，胎头下降程度，估算出分娩开始，进入产程的时间。

（4）当阵痛发作时，胎胞紧张膨隆，间歇时弛缓。破水后胎头不固定者，羊水流出，尤以阵痛发作时流出较多。是否胎头衔接不良.应加以判断。破水后阴道检查或肛门检查均能明显辨认胎儿先露部硬而圆的实体为头。手指长、足趾短，皆很清楚。如为面先露、于其前方可触及鼻、眼，中下方为口、唇等。如为臀先露，则触之软而大，臀沟和坐骨结节皆可触知，并触知一端为肛门，一端为生殖器。阵缩时可有胎便排出。

（5）胎膜破裂的判断：根据羊水结晶及 pH 检验及漏出液中的毳毛胎脂来证实。

（6）判断是否临产：以子宫收缩间隔时间和持续时间的关系和收缩的强弱、宫颈松软、退缩程度和宫口开大以及胎儿先露部的下降位置和下降状态可以判断分娩时间和产程进展情况。

（7）生理收缩环的观察：子宫收缩发作时在耻骨联合上方的腹壁上触摸子宫下截部有一横沟（腹壁太厚、膀胱胀满时摸不清）。此横沟随着宫口的开大和胎头的下降而上升。所以可以在腹壁的耻骨联合上相当于子宫下截部位触摸生理缩复环的位置粗略的估计出子宫口开大的程度，如正常分娩者，缩复环的高度为 1cm，宫口开大为 2cm。高度 2cm 者宫口开大 3cm，高度 4cm 者宫口开大 5cm。高度 5cm 者宫口开大 7cm。高度 6cm 者宫口开全。如高度 6cm 则为异常现象。如达 10cm 以上为子宫破裂先兆，要及时检查给以处理。

2.宫颈成熟分娩

宫颈成熟分娩的首要条件为宫颈成熟。

可根据前述 Bishop 评分法进行评分。胎头先露部与薄的子宫外口边缘间的膜样组织包围的圆形为宫口，从宫外口一侧边缘向正中触摸，再由正中向对侧的宫口边缘触摸，初步可估算出宫口开大的程度（cm）。

3.胎儿先露部位置的判断

经外诊可估算胎先露的位置,也可经内诊确诊。胎先露位于骨盆哪个平面上或以 De-Lee 氏方法检查胎先露居坐棘水平上或下，多少厘米。如在棘上 2cm 可记-2cm，棘下 2cm 可记 +2cm，棘平者为 0cm。如已破水检查更清楚。可根据胎头的圆形实体、囟门、矢状缝、头发的触摸，胎先露的头颅骨居左、右何方、囟门和缝合的位置以确诊胎位和胎势有无异常。如枕后位以三角形的小囟门为先进部，并能触及矢状缝。枕前位时则以大囟门为先进部和矢状缝或可触及前额缝。臀位、横位可摸到臀部、下肢、肩胛、上肢等为先进部，为异常的特征。

4.囟门缝合的判断

矢状缝为左右头顶骨间的间隙，儿头骨适应变形机能、能使骨缝间重叠、形成产瘤。检查大、小囟门比较困难，如果产瘤增大、颅骨重叠，说明胎头下降受阻严重，可出现胎儿宫内窒息，应及时确诊给以处理。

5.胎位、胎势的判断

根据大、小囟门、囟缝合的位置，经过阴道检查来判断胎位、胎势，胎头下降旋转有无异常，即胎头的先露部，大、小囟门位置、高低、偏向何处，是否顺骨盆轴的方向均匀下降和旋转，以及儿头屈曲程度，矢状缝或前额缝的方向，向骨盆平面的径线是否相一致，而测知儿头的旋转程度，儿头有无产瘤和颅骨重叠来估计胎头变形机能的限度，如产瘤大、颅骨重叠重，囟门和囟缝检查不清，经确诊判断胎头下降受阻在骨盆那个平面而给以处理。

单从胎头下降程度的检查、应检查胎头下降到坐棘水平之上或之下而定其高低，也可判断其分娩进展程度。但不意味胎头下降的胎方位和胎势。

6.儿头浮动的检查

已临产产妇儿头浮在骨盆入口平面之上，左右移动、如果胎头部分入盆口，即胎头浅入，此时胎头稍能移动，如果胎头的最大周径已进入骨盆入口，移动不可能时为胎头入盆固定。这样可根据儿头在盆口上移动情况判断胎头下降情况与胎头与骨盆的关系及是否头盆相称。

7.儿头下降部位的判断

腹部外诊触摸儿头大部分时，说明儿头在骨盆入口之上，外诊可触摸儿头一部分，大部分进入骨盆入口或外诊触摸到儿头的颈部时，儿头的最大周径通过骨盆入口达衔接。外诊有儿头的两侧隆起，有移动，防止儿头过度屈曲或屈曲不良。

一般正常分娩的经过是从儿头的矢状缝与骨盆横径相一致时儿头达骨盆入口，如与斜径相一致时儿头达骨盆中段，与前、后径一致时儿头已达骨盆出口。在外诊和阴道检查儿头下降的异常经过可以确诊儿头下降旋转异常。

8.有无产道异常和产力异常的判断

通过骨盆外测量值的异常可估计骨盆异常。如骶耻外径<17cm，可疑有骨盆狭窄，临产前一周可做骨盆内测量或做 X 线的骨盆正、侧位像和耻骨弓像，以资诊断。

二、骨盆测量

骨盆测量在妊娠期和产前是每个孕妇必经的产前检查步骤，是产前检查不可缺少的项目。一般临产前或预产期前入院时，需再测量一次，以资核实有无异常。

骨盆测量包括一般检查、骨盆外测量和骨盆内测量。根据 1992 年中国女性骨盆的研究资料中测量方法和数值，叙述如下。

从产科观点、分娩的三大因素为骨盆，胎儿及产力，其中骨盆是固定性结构因素，最为重要。产科工作者必须全面地掌握有关骨盆及其相关知识。

人类学家及产科学者对女性骨盆作过广泛而深入的研究，指出女性骨盆的型态及径线尺度有着广泛的差异性，各国、各民族、各地区都具有一定的特殊性。骨盆发育受人种、自然地理、营养、劳动、体质发育、生活差异等诸多因素的影响。我国地域辽阔，人口众多，为此成立全国协作组进行中国女性骨盆的研究。

（一）全身一般检查

我国 20 个民族的统计分析表明，中国生育年龄妇女平均身高为 157.4±5.4cm。骨盆发育与营养状态有关。身材高大，营养良好的妇女骨盆形态呈女型且宽大，身材高大者骨盆发育良好、难产及剖腹产率均低。妇女身材高者骨盆尺度大，其入口平面指数也随之增加。身高在 150～164cm（平均 157.4±5.4cm）者，其 Mergert 入口平面指数平均为 151.2cm²，故可以用身高来估算骨盆入口大小。同样，身高与骨盆中段平面也成比例增减。

全身检查除身高外，视诊两肩必须平行对称，脊柱居中，米氏凹呈菱形，两臀对称，臀裂居中，臀沟在同一水平，四肢发育正常，行走正常。

（二）骨盆临床测量与 X 线测量

1.临床测量

分为骨盆外测量及骨盆内测量。

（1）骨盆外测量取直立位，按下列顺序测量：①米氏菱形区：此区上方为腰骶部，左右据点为髂后上棘，在体表呈两个凹陷点，左右两据点之间距为横径，平均为 9.4±0.9cm。第 5 腰椎棘突直下的为上据点，下据点为两侧髂后上棘在臀肌边缘向下斜行线互相接触处，上下两据点的间距为其竖径，平均为 11.5±1.3cm。②骶耻外径：将骨盆测量尺的一端置于第 5 腰椎棘突直下的一点，为其后据点，测量尺的另一端置于耻骨联合上缘下约 1cm 处为其前据点测量其间径，我国育龄妇女平均为 19.7±1.1cm。然后产妇取仰卧位测量髂棘间径。以两侧髂前上棘外侧缘为左右据点，其间距平均为 25.1±1.5cm。髂嵴间径：以测量尺的两端沿两侧髂嵴外边缘循行三次，其中两次相同的最大距离数值即为其间径，平均为 27.5±1.5cm。③骨盆前部高度：上据点为耻骨横径上缘，下据点为同侧的坐骨结节正中区的垂直距离，平均为 10.0±0.9cm。④耻骨联合高度：耻骨联合上缘与下缘的间距，平均为 5.6±0.7cm。⑤耻骨弓形态：用两手拇指触诊，由耻骨弓顶端开始，沿两耻骨坐骨枝下行至坐骨结节的前据点，粗略估算其形态和骨质厚度、软硬。⑥耻骨弓角度：将耻骨弓角度测量尺的顶端置于耻骨联合下缘，测量尺的一枝的外侧缘置于右侧耻骨枝的内缘，另一枝的内侧缘置于左侧耻骨枝的内缘，测量尺上显示的角度，平均为86.9±6.7cm。⑦可利用出口前后径：采用柯氏骨盆出口测量器、为半圆板顶端至骶尾关节体表之间的间距，平均为10.6±1.2cm。⑧耻骨弓废区：将柯氏骨盆出口测量器置于耻骨弓区，测量半圆板的顶端至耻骨联合下缘的间距，无废区者为29.38%，有废区者74.62%，平均1.2±0.7cm。⑨坐骨结节间径：两侧坐骨结节解剖学的前方据点内侧缘的间径，平均8.9±0.8cm。⑩出口前后径：前方据点为耻骨联合下缘，后方据点为骶尾关节体表间的间距，平均为11.3±1.0cm。⑪出口后矢状径：采用Thorns测量器，将其横枝置于两坐骨结节解剖学的前方据点之间，将横枝中央部附带的弯曲尺的末端置于骶尾关节体表面测量横枝中央至骶尾关节体表面的间距，平均为8.6±1.2cm。

（2）骨盆内测量：取膀胱截石位进行测量：①骶耻内径：将中、示两指伸入阴道内触诊骶岬，测量耻骨联合下缘至骶岬之间的距离。一般正常时手指不能触及，平均12cm。②坐棘间径：用改良的DeLee氏测量尺，置入阴道内测量两坐骨棘尖端的间距，平均为9.6±0.8cm。③骨盆中段前后径：置内诊手指于阴道内触及第4，5骶椎的关节处，测量耻骨联合下缘至关节处的间距，平均为11.3±0.8cm。④坐骨切痕底部：用手指触诊左右坐骨切迹底部的宽度，以手指的指宽作为估计的数值。一般≤2指为13.95%，>2指为86.05%，以上为临床骨盆内外测量统计数值，供临床产科医师参考。

2.X线测量包括骨盆正、侧面像和耻骨弓像

骨盆正侧面像可测量骨盆入口、中段、出口三个平面的横径和前后径，以及判断耻骨弓型态和角度，供产科医师估计盆头关系与骨盆各平面的大小。

三、实验室检查

产妇入院后，常规化验血和尿常规，血型，肝、肾功能和血糖，尿糖，尿比重等。必要时做凝血机制方面的化验。拍胸大片，做心电图，以资临床医师做参考。

第二节　孕期卫生

一、休息

睡眠应充足，保证晚上 8h 睡眠，白天增加 1h 午睡。

二、活动

正常妊娠可以适当活动，既可促进血液循环和肌肉张力，又可以减少因胃肠蠕动缓慢导致的腹胀、便秘等不适。妊娠 32 周后应当避免过重体力劳动，避免强迫性体位作业，以免诱发早产。

三、个人卫生

孕妇新陈代谢旺盛，汗腺分泌增多，应勤洗澡、换衣，衣着应宽松保暖，不宜束胸或束腹，不宜穿高跟鞋。

四、饮食、营养

妊娠期间随着胎儿生长发育，所需热量比非孕期增加 25% 以上，饮食要多样化，避免偏食，应摄取足够的热量，补充富含蛋白质、各种维生素及微量元素的食物，多食水果和蔬菜预防便秘，避免辛辣刺激，不宜吸烟和饮酒。

五、性生活

孕早期 3 个月及孕末期 3 个月应避免性生活，以防流产、早产、胎膜早破和感染。

六、乳房护理

乳头皮肤应经常擦洗，预防皲裂，做好乳房护理，为产后哺乳做好准备。

七、孕期常见症状及处理

（一）消化道症状

孕早期晨起出现恶心、呕吐者，可给维生素 B_6 10～20mg，每日 3 次，口服，严重者按妊娠剧吐处理；消化不良者，给予维生素 B_1 20mg，每日 3 次，口服，或多酶片 3 片，每日 3 次，口服；便秘者，多食富含纤维素的蔬菜及水果，严重者可用缓泻剂，或开塞露等，禁用腹泻药，以免引起流产及早产。

（二）贫血

妊娠后半期孕妇对铁的需求量增加，应酌情补充铁剂，如硫酸亚铁 0.3g，每日 1 次，口服，预防贫血。若已发生贫血，应按妊娠合并贫血处理。

（三）下肢肌肉痉挛

多见于妊娠后期。发生于小腿腓肠肌，是孕妇缺钙的表现，常在夜间发作，伸直下肢或局部按摩，痉挛多能迅速缓解，应及时补充钙剂，如乳酸钙 1g，每日 3 次口服。维生素 AD 丸 1 粒，每日 3 次，口服。

（四）下肢浮肿

一般局限在膝以下，休息后消退，属正常现象。睡眠时采取左侧卧位，适当垫高下肢，可促进下肢血液回流，经休息后浮肿不消退者，应考虑其他病理因素的可能，如妊高征等。

（五）下肢及外阴静脉曲张

随着妊娠进展，下肢及盆腔静脉回流受阻，引起静脉曲张，应避免长时间站立，适当卧床并抬高下肢以利静脉回流，分娩时注意防止曲张的外阴静脉破裂。

（六）痔

由增大的子宫压迫和腹压增加使痔静脉回流受阻，加上孕期常有便秘，可使痔疮进一步加重，因此应多吃蔬菜，少吃辛辣食物，必要时用缓泻剂。分娩后痔可减轻或自行消失。

八、其他

合并有其他系统疾病时，应在医生指导下慎用药物，避免孕期感染，避免接触有害物质，避免在有害物质环境中工作、生活。

第三节　孕期监护

孕期监护的目的是尽早发现高危妊娠，及时治疗妊娠并发症和合并症，保障孕产妇、胎儿及新生儿健康。监护内容包括孕妇定期产前检查、胎儿监护、胎儿成熟度及胎盘功能监测等。

一、产前检查

（一）产前检查的时间

产前检查于确诊早孕时开始。早孕检查一次后，未见异常者应于孕 20 周起进行产前系列检查，每 4 周一次，32 孕周后改为每 2 周一次，36 孕周后每周检查一次，高危孕妇应酌情增加检查次数。

（二）产前检查的内容和方法

1.病史

（1）孕妇首次就诊应详细询问年龄、职业、婚龄、孕产次、籍贯、住址等，注意年龄是否过小或超过 35 岁。

（2）既往有无肝炎、结核病史，有无心脏病、高血压、血液病、肾炎等疾病史，以及发病时间、治疗转归等。

（3）家族中有无传染病、高血压、糖尿病、双胎及遗传性疾病史。

（4）配偶有无遗传性疾病及传染性疾病史。

（5）月经史及既往孕产史：询问初潮年龄、月经周期，经产妇应了解有无难产史、死胎、死产史、分娩方式及产后出血史。

（6）本次妊娠经过：早期有无早孕反应及其开始出现时间；有无病毒感染及用药史；有无毒物及放射线接触史；有无胎动及胎动出现的时间；孕期有无阴道流血、头痛、心悸、气短、下肢水肿等症状。

（7）孕周计算：多依据末次月经起始日计算妊娠周数及预产期。推算预产期，取月份减 3 或加 9，日数加 7。若为农历末次月经第 1 天，应将其换算成公历，再推算预产期。若末次月经不清或哺乳期月经未来潮而受孕者。可根据早孕反应出现时间、胎动开始时间、尺测耻上子宫底高度及 B 型超声测胎头双顶径等来估计。

2.全身检查

观察孕妇发育、营养、精神状态、步态及身高。身高小于 140cm 者常伴有骨盆狭窄；注意心、肝、肺、肾有无病变；脊柱及下肢有无畸形；乳房发育情况，乳头有无凹陷；记录血压及体重，正常孕妇血压不应超过 18.7/12.0kPa（140/90mmHg）；或与基础血压相比不超过 4.0/2.0kPa（30/15mmHg）；正常单胎孕妇整个孕期体重增加 12.5kg 较为合适，孕晚期平均每周增加 0.5kg，若短时间内体重增加过快多有水肿或隐性水肿。

3.产科检查

1）早孕期检查：早孕期除做一般体格检查外，必须常规做阴道检查。内容包括确定子宫大小与孕周是否相符；发现有无阴道纵隔或横膈、宫颈赘生物、子宫畸形、卵巢肿瘤等；对于阴道分泌物多者应做白带检查或细菌培养，及早发现滴虫、真菌、淋菌、病毒等的感染。

2）中、晚孕期检查。

（1）宫高、腹围测量目的：在于观察胎儿宫内生长情况，及时发现引起腹围过大、过小，宫底高度大于或小于相应妊娠月份的异常情况，如双胎妊娠、巨大胎儿、羊水过多和胎儿宫内发育迟缓等。测量时孕妇排空膀胱，取仰卧位，用塑料软尺自耻骨联合上缘中点至子宫底测得宫高，软尺经脐绕腹 1 周测得腹围。后者大约每孕周平均增长 0.8cm，16～42 孕周平均腹围增加 21cm。

（2）腹部检查：①视诊：注意腹形大小、腹壁妊娠纹。腹部过大、宫底高度大于停经月份则有双胎、巨大胎儿、羊水过多可能；相反可能为胎儿宫内发育迟缓（intrauterine growth retardation，IUGR）或孕周推算错误；腹部宽，宫底位置较低者，多为横位；若有尖腹或悬垂腹，可能伴有骨盆狭窄。②触诊：触诊可明确胎产式、胎方位、估计胎儿大小及头盆关系。一般采用四步触诊法进行检查。第一步，用双手置于宫底部，估计胎儿大小与妊娠周数是否相符，判断宫底部的胎儿部分，胎头硬而圆且有浮球感，胎臀软而宽且形状略不规则。第二步，双手分别置于腹部左右侧，一手固定另一手轻深按，两手交替进行，以判断胎儿背和肢体的方向，宽平一侧为胎背，另一侧高低不平为肢体，有时还能感到肢体活动。第三步，检查者右手拇指与其余四指分开，于耻骨联合上方握住胎先露部，判定先露是头或臀，左右推动确定是否衔接，若胎先露浮动，表示尚未入盆。若固定则胎先露部已衔接。第四步，检查者面向孕妇足端，两手分别置于胎先露部两侧，沿骨盆入口向下深按，进一步确定胎先露及其入盆程度。③听诊：妊娠 18～20 周时，在靠近胎背上方的孕妇腹壁上可听到胎心。枕先露时，胎心在脐右（左）下方；臀先露时，胎心在脐（右）左上方；肩先露时，胎心在靠近脐部下方听得最清楚。当确定胎背位置有困难时，可借助胎心及胎先露判定胎位。

（三）骨盆测量

骨盆大小及形状是决定胎儿能否经阴道分娩的重要因素之一。故骨盆测量是产前检查必不可少的项目。分骨盆外测量和骨盆内测量。

1.骨盆外测量

（1）髂棘间径（interspinal diameter，IS）：测量两髂前上棘外缘的距离，正常值为 23～26cm。

（2）髂嵴间径（intercristal diameter，IC）：测量两髂嵴外缘的距离，正常值为 25～28cm。

（3）骶耻外径（EC）：孕妇取左侧卧位，左腿屈曲，右腿伸直，测第五腰椎棘突下至耻骨上缘中点的距离，正常值为 18～20cm。此径线可以间接推测骨盆入口前后径。

（4）坐骨结节间径（出口横径）（TO）：孕妇仰卧位、两腿弯曲，双手抱双膝，测量两坐骨结节内侧缘的距离，正常值为 8.5～9.5cm。

（5）出口后矢状径：坐骨结节间径<8cm 者，应测量出口后矢状径，以出口测量器置于两坐骨结节之间，其测量杆一端位于坐骨节结间径的中点，另一端放在骶骨尖，即可测出出口后矢状径的长度，正常值为 8～9cm，出口后矢状径与坐骨结节间径之和>15cm，表示出口无狭窄。

（6）耻骨弓角度（angle of pubic arch）：检查者左、右手拇指指尖斜着对拢，放置在耻骨联合下缘，左、右两拇指平放在耻骨降支上面，测量两拇指间角度，为耻骨弓角度，正常值为 90°。小于 80°为不正常。

2.骨盆内测量

（1）对角径（diagonal conjugate）：指耻骨联合下缘至骶岬前缘中点的距离。正常值为 12.5～13.5cm，此值减去 1.5～2.0cm 为骨盆入口前后径的长度，又称真结合径（conjugate vera）。测量方法为在孕 24～36 周时，检查者将一手的示、中指伸入阴道，用中指尖触到骶岬上缘中点，食指上缘紧贴耻骨联合下缘，另一手食指标记此接触点，抽出阴道内手指，测量中指尖到此接触点距离为对角径。

（2）坐骨棘间径（interspinous diameter）：测量两坐骨棘间的距离，正常值为 10cm。方法为一手示、中指放入阴道内，触及两侧坐骨棘，估计其间的距离。

（3）坐骨切迹宽度（ineisura ischiadiea）：其宽度为坐骨棘与骶骨下部的距离，即骶棘韧带宽度。将阴道内的食指置于韧带上移动，若能容纳 3 横指（5.5～6cm）为正常，否则属中骨盆狭窄。

（四）绘制妊娠图（pregnogram）

将每次检查结果，包括血压、体重、子宫长度、腹围、B 型超声测得胎头双顶径值，尿蛋白、尿雌激素/肌酐（E/C）比值、胎位、胎心率、水肿等项，填于妊娠图中，绘制成曲线，观察其动态变化，可以及早发现孕妇和胎儿的异常情况。

（五）辅助检查

常规检查血、尿常规，血型、肝功能；如有妊娠合并症者应根据具体情况做特殊相关检查；对胎位不清，胎心音听诊困难者，应行 B 型超声检查；对有死胎死产史、胎儿畸形史和遗传性疾病史，应进行孕妇血甲胎蛋白、羊水细胞培养行染色体核型分析等检查。

二、胎儿及其成熟度的监护

（一）胎儿宫内安危的监护

1.胎动计数

可以通过自测或 B 型超声下监测。若胎动计数≥10 次/12h 为正常；＜10 次/12h，提示胎儿缺氧。

2.胎儿心电图及彩色超声多普勒测定脐血的血流速度

可以了解胎儿心脏及血供情况。

3.羊膜镜检查

正常羊水为淡青色或乳白色，若羊水混有胎粪，呈黄色、黄绿色甚至深绿色，说明胎儿宫内缺氧。

4.胎儿电子监测

可以观察并记录胎心率（fetal heart rate，FHR）的动态变化，了解胎动、宫缩时胎心的变化，估计和预测胎儿宫内安危情况。

（1）胎心率的监护：①胎心率基线（FHR-baseline）：指无胎动及宫缩情况下记录 10min 的 FHR。正常在 120～160bpm，FHR＞160bpm 或＜120bpm，为心动过速或心动过缓，FHR 变异指 FHR 有小的周期性波动，即基线摆动，包括胎心率的变异振幅及变异频率，变异振幅为胎心率波动范围，一般 10～25bpm；变异频率为 1min 内胎心率波动的次数，正常≥6 次。②一过性胎心率变化：指与子宫收缩有关的 FHR 变化。加速（acceleration）是指子宫收缩时胎心率基线暂时增加 15bpm 以上，持续时间＞15s，这是胎儿良好的表现，可能与胎儿躯干或脐静脉暂时受压有关。减速（deceleration）是指随宫缩出现的暂短胎心率减慢，分三种。早期减速（early decelerationED），FHR 减速几乎与宫缩同时开始，FHR 最低点在宫缩的高峰，下降幅度＜50bpm，持续时间短，恢复快，一般认为与宫缩时胎头受压，脑血流量一时性减少有关。变异减速（variable deceleration，VD），FHR 变异形态不规则，减速与宫缩无恒定关系，持续时间长短不一，下降幅度＞70bpm，恢复迅速。一般认为宫缩时脐带受压所致。晚期减速（late deceleration，LD），FHR 减速多在宫缩高峰后开始出现，下降缓慢，幅度＜50bpm，持续时间长，恢复亦慢。一般认为是胎盘功能不足，胎儿缺氧的表现。

（2）预测胎儿宫内储备能力：①无应激试验（NST）：通过观察胎动时胎心率的变化情况了解胎儿的储备能力。用胎儿监护仪描记胎心率变化曲线，至少连续记录 20min。若有 3 次或以上的胎动伴胎心率加速＞15bpm，持续＞15s 为 NST 有反应型；若胎动时无胎心率加速、加速＜15bpm、或持续时间＜15s 为无反应型，应进一步做缩宫素激惹试验以明确胎儿的安危。②缩宫素激惹试验（OCT）：又称宫缩应激试验（CST），用缩宫素诱导出规律宫缩，并用胎儿监护仪记录宫缩时胎心率的变化。若多次宫缩后连续出现晚期减速，胎心率基线变异减少，胎动后胎心率无加速为 OCT 阳性，提示胎盘功能减退；若胎心率基线无晚期减速、胎动后有胎心率加速为 OCT 阴性，提示胎盘功能良好。

（二）胎儿成熟度的监测

（1）正确计算胎龄，可按末次月经、胎动日期及单次性交日期推算妊娠周数。

（2）测宫高、腹围计算胎儿体重。胎儿体重=子宫高度（cm）×腹围（cm）+200。

（3）B 型超声测胎儿双顶径＞8.5cm，表示胎儿已成熟。

（4）羊水卵磷脂、鞘磷脂比值（L/S）＞2，表示胎儿肺成熟；肌酐浓度≥176.8μmol/L（2mg%），表示胎儿肾成熟；胆红素类物质，若用△OD450 测该值＜0.02，表示胎儿肝成熟；淀粉酶值，若以碘显色法测该值≥450U/L，表示胎儿涎腺成熟；若羊水中脂肪细胞出现率达 20%，表示胎儿皮肤成熟。

三、胎盘功能监测

监测胎盘功能的方法除了胎动计数，胎儿电子监护和 B 型超声对胎儿进行生物物理监测等间接方法外，还可通过测定孕妇血、尿中的一些特殊生化指标直接反应胎盘功能。

（一）测定孕妇尿中雌三醇值

正常值为 15mg/24h，10～15mg/24h 为警戒值，＜10mg/24h 为危险值，亦可用孕妇随意尿测定雌激素/肌酐（E/C）比值，E/C 比值＞15 为正常值，10～15 为警戒值，＜10 为危险值。

（二）测定孕妇血清游离雌三醇值

妊娠足月该值若＜40nmol/L，表示胎盘功能低下。

（三）测定孕妇血清胎盘生乳素（HPL）值

该值在妊娠足月若＜4mg/L 或突然下降 50%，表示胎盘功能低下。

（四）测定孕妇血清妊娠特异性β糖蛋白（PSβ1G）

若该值于妊娠足月＜170mg/L，提示胎盘功能低下。

参考文献

[1]董萍萍.现代妇产科精要[M].天津：天津科学技术出版社，2018.

[2]张凤.临床妇产科诊疗学[M].昆明：云南科技出版社，2020.

[3]史佃云.新编妇产科常见病防治学[M].郑州：郑州大学出版社，2012.

[4]郑华恩.妇产科临床实践[M].广州：暨南大学出版社，2018.

[5]单鸿丽，刘红.妇产科疾病防治[M].西安：第四军医大学出版社，2015.

[6]贾书荣，王泽菊，温晓辉.妇产科疾病诊疗思维[M].上海：第二军医大学出版社，2010.

[7]孙会玲.妇产科诊疗技术研究[M].汕头：汕头大学出版社，2019.

[8]王雪莉.妇产科疾病诊断与治疗[M].哈尔滨：黑龙江科学技术出版社，2018.

[9]孙丽丽.妇产科诊断与治疗精要[M].昆明：云南科技出版社，2020..

[10]丰有吉，沈铿.妇产科学.第2版[M].北京：人民卫生出版社，2010.

[11]于彬.妇产科诊疗基础与临床实践[M].北京：科学技术文献出版社，2019.